読めばわかる！
わかれば変わる！
ドライアイ診療

著者

島﨑　潤
東京歯科大学市川総合病院眼科教授

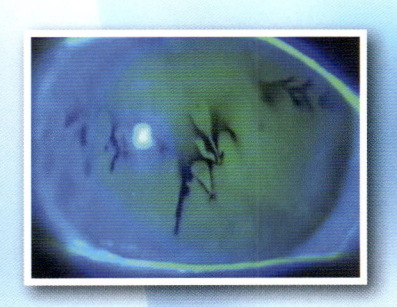
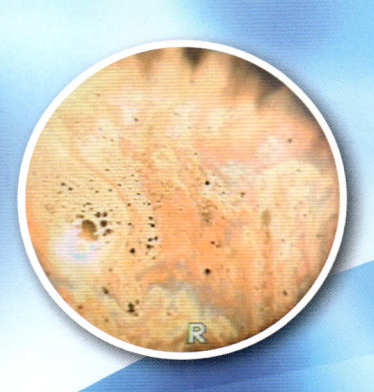
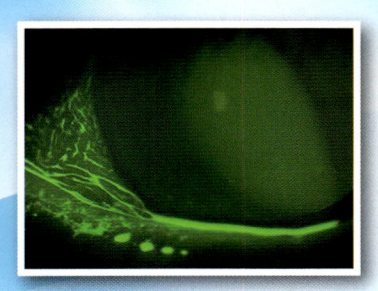

MEDICAL VIEW

本書では，厳密な指示・副作用・投薬スケジュール等について記載されていますが，これらは変更される可能性があります。本書で言及されている薬品については，製品に添付されている製造者による情報を十分にご参照ください。

Comprehensive Guide to Dry Eye Syndrome
（ISBN 978-4-7583-1632-3 C3047）

Author : Jun Shimazaki

2017.10.1 1st ed

Medical View Co., Ltd.
2-30 Ichigayahonmuracho, Shinjyukuku, Tokyo, 162-0845, Japan
E-mail ed@medicalview.co.jp

序　文

「ドライアイ」,これほど,この20年で市民権を得た眼科疾患があっただろうか?

今や初診の患者さんが,「私,ドライアイなんです」といって来院する時代である。外来患者に占めるドライアイの割合は,3割に達するといわれている。疫学調査の結果から計算すると,わが国におけるドライアイ患者数は,ゆうに1,000万人を超えると推定される。国民の10人に1人,まさしく「国民病」と呼ぶにふさわしい。ドライアイがQuality of Lifeに与える影響は,狭心症のそれとほぼ同等と報告されている。これほどの患者数とインパクトを持つドライアイであるが,果たして眼科でのドライアイ診療の水準は,患者さんのニーズを十分に満たしているであろうか?

ある調査によれば,ドライアイを自覚する人の大半はドラッグストアで点眼薬を購入するという。それでも満足できない一部の人が眼科を受診する。しかしながらやっと眼科を受診したドライアイ患者の診療に対する満足度は決して高くない。その原因は複数にわたると思われるが,一つにわれわれ眼科医側の意識があることは拭いようのない事実である。「ドライアイは大した病気じゃない」という病気に対する軽視,「ドライアイならこの点眼」というワンパターンの処方,こうした対応が「今ひとつ満足できないドライアイ患者」を大量に生み出し,患者の継続通院を減らす一因となっている。幸いなことに日本は「ドライアイ先進国」である。ドライアイ研究のかなりの部分は日本が世界をリードしており,応用可能な治療法も豊富である。ドライアイ研究では,眼光学,バイオロジー,免疫学などが駆使され文字通り日進月歩の状態である。このリソースを日常診療に活かさない手はない。しかし忙しい日常診療の中で,研究の最先端にアクセスし続けるのは現実的ではない。

本書はこれまで蓄積されたドライアイの病態や検査,治療に関するノウハウをわかりやすく提供することを目的に企画した。モットーは「あくまでも実際的に」であり,現実に受診した患者さんに対し,いかに効率よく診断をつけて満足の得られる治療を提供できるかをテーマにして執筆した。一冊を通じての一貫性を持たせるため私一人で執筆したが,そのために著者の考えが色濃く反映されており,科学的な厳密性を欠いた記述があるかもしれない。しかし,ドライアイの現在の知識のまとめとして役立つことは間違いないと自負している。そして,本書を通じて得られた知識は,読者である眼科の先生方の日常診療をより楽しいものにして,結果としてハッピーな患者さんを増やすことになると願っている。

最後に,貴重な写真を提供してくださったドライアイ研究の仲間である吉野健一先生,小野眞史先生,田聖花先生,オサマ・イブラヒム先生に感謝の意を表します。また,執筆のアイデアから構成まで幅広いアドバイスをいただき,刊行に必要な熱意と実務にご尽力いただいた,メジカルビュー社の吉川様に深い感謝の意を表したいと存じます。

2017年8月

島﨑　潤

目　次

イントロダクション

I　問診のポイント

本書で用いている略語一覧

・本書では下記用語について略語表記としている。

略語	フルスペル	日本語
BUT	tear film break-up time	涙液層破壊時間
LASIK	laser *in situ* keratomileusis	
LWE	lid wiper epitheliopathy	
MGD	meibomian gland dysfunction	Meibom腺機能不全
NSAID	non-steroidal anti-inflammatory drug	非ステロイド性抗炎症薬
OCT	optical coherence tomography	光干渉断層計（法）
SLK	superior limbic keratoconjunctivitis	上輪部角結膜炎
SPK	superficial punctate keratopathy	点状表層角膜症

主なドライアイ治療薬一覧

・本書では，以下のドライアイ治療薬の商品名について表記を一部略している。
・本書Ⅵ〜Ⅷ章では章毎に初出のみ一般名（商品名）と記載，以下は一般名のみ記載した。
　Ⅸ章は商品名で記載した。

一般名	商品名	本書記載の商品名
ジクアホソルナトリウム点眼液	ジクアス®点眼液3%	ジクアス®
精製ヒアルロン酸ナトリウム点眼液	ヒアレイン®点眼液0.1%, 0.3%	ヒアレイン®
レバミピド	ムコスタ®点眼液UD2%	ムコスタ®

イントロダクション

ドライアイ診療オーバービュー

TOPIX

TOPIX 1　加齢とドライアイ

ドライアイ診療オーバービュー

この本は，以下のような人にこそ読んでほしいと思ってまとめた。
・ドライアイ診療に興味が持てない
・大した病気じゃない，どう治療しても大差ない
・患者さんにあまり感謝されない

ドライアイは今やクリニックレベルでの患者数で一大グループを形成している。患者側にも「ドライアイ」という言葉は浸透していて，「私，ドライアイなんです」と言って来院する人も少なくない。

日本は，ドライアイ先進国

ドライアイは有病率の高い疾患である。加えて日本を含むアジアでの有病率は欧米より高いことが報告されている A 。さらにドライアイのリスクファクターである「加齢」，「コンタクトレンズ装用」，「長時間のコンピュータ作業」，これらは将来にわたって増え続けることが予想される。

一方でわが国のドライアイ研究の進歩は目覚ましい。多くの分野で日本はドライアイ研究のトップを走っている。さらにわが国では，使用可能なドライアイ治療のバラエティーが多い。ヨーロッパの多くの国では，処方可能なドライアイ点眼が人工涙液しかない事実とは大きな違いである。日本は，まさにドライアイ先進国である。

A 世界各地でのドライアイの頻度
Women's Health Studyの基準による。

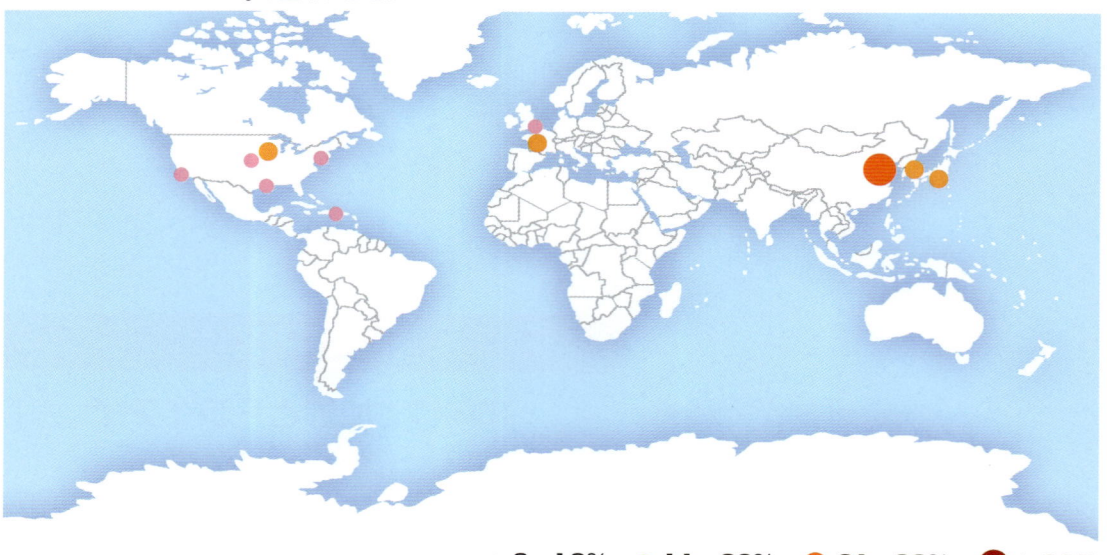

● 0～10%　● 11～20%　● 21～30%　● >30%

(Stapleton F, et al: TFOS DEWS II Epidemiology Report. Ocul Surf 2017; 15: 334-365. より引用改変)

本書のゴール

　日常診療のかなりの部分を占めるドライアイ診療を楽しくして，大きな患者満足が得られる手助けをする。これが本書のゴールである。

　忙しい日常診療で時間をかけて検査や診察を行うことは実際的ではない。最小限の手間で効率よく診療を行うことは，臨床医の責務であると言っても過言ではない。本書では，最新の知見に基づきながらも徹頭徹尾実務面に重きをおいて，ドライアイ診療の進め方を述べていきたい。

新しいドライアイの定義と診断基準

　2016年の末に，わが国での新しいドライアイの定義と診断基準が，ドライアイ研究会から発表された **B**。2006年の定義，診断基準と比べてみると，この10年のドライアイの概念をめぐる変遷がよくわかる **C**。

B 2016年ドライアイの定義と診断基準

ドライアイの定義
ドライアイは，様々な要因により涙液層の安定性が低下する疾患であり，眼不快感や視機能異常を生じ，眼表面の障害を伴うことがある。

ドライアイの診断基準
1，2を有するものをドライアイとする。
　1．眼不快感，視機能低下などの自覚症状を有する
　2．涙液層破壊時間（BUT）が5秒以下

C 2006年版ドライアイの定義と診断基準

ドライアイの定義
ドライアイとは，様々な要因による涙液及び角結膜上皮の（慢性）疾患であり，眼不快感や視機能異常を伴う。

診断基準
1　眼不快感や視覚の障害といった自覚症状がある
2　涙液（層）の質的および量的異常
　①Schirmer テストI法にて5mm以下
　②涙液層破壊時間（BUT）5秒以下
①②いずれかを満たすものを陽性とする
3　角結膜上皮障害
　①フルオレセイン染色スコアー3点以上（満点9点）
　②ローズベンガルまたはリサミングリーン染色スコアー3点以上（満点9点）

1,2,3を有するものをドライアイ確定，1,2,3のうちいずれか2つを有するものをドライアイ疑いとする

定義の変化をみて眼につくのが，2016年版ではドライアイを「涙液層の安定性が低下する疾患」と明確に述べている点である。涙液の量が減っても，上皮に異常があっても，あるいは涙液蒸発が亢進しても，最終的には涙液層の安定性が損なわれる。その結果として上皮障害や眼不快感が引き起こされる，という考え方である。

　一方で診断基準をみると，きわめてシンプルになったことに気づく。2006年版では，自覚症状，涙液異常，上皮障害の3つのコンポーネントに分け，3つとも異常なら「ドライアイ確定」，2つだけ異常なら「ドライアイ疑い」，1つもしくは0なら「正常」としていた。一方で2016年版では，自覚症状があってBUTが短縮していたら即ドライアイと判定される。フルオレセイン染色以外の何の検査も必要なく，診察室で診断が確定する。この変化は，当然定義のところで述べた「涙液層の安定性」が重視されるようになったことを反映している。この背景には，いわゆる「BUT短縮型ドライアイ」の重要性が認識されるようになったことが深くかかわっている。すなわち，BUTは短縮していて自覚症状もあるが，上皮障害は少ない例でも，ⅮⅮに述べるように上皮障害を伴うドライアイと同様の異常がみられることが明らかとなった。これらの研究の大半がわが国から出されていることは，今回の改定と無縁ではない。

Ⅾ BUT短縮型ドライアイに関する知見

BUT短縮型ドライアイは
・眼の疲れの大きな原因となる
・アレルギー性結膜炎の合併が多い
・比較的若年者に多い
・実用視力が低下する
・高次収差が増加する
・涙液減少型ドライアイと同様の眼不快感と視機能異常をもたらす
・分泌型ムチンおよび膜型ムチンの発現が減少する

（島﨑　潤，ほか：日本のドライアイの定義と診断基準の改定（2016年版）．あたらしい眼科 2017；34(3): 310. より引用改変）

今回の改定がドライアイ診療に及ぼす影響には，以下のようなものが考えられる。

ドライアイ治療の目的は症状の軽減

　患者が眼科を訪れるのは大抵，自分の目に不調を覚えているからである。当然，この不調を減らして楽にしてほしい，というのが患者の希望であり，医療側もそれを目標とするのは当然である。ドライアイ症状を改善するのに必要なことは何か？という方向に研究が進み，自覚症状の軽減を目的とした治療が追求されるようになる。

涙液層の安定化

　かつてドライアイ診療では，角結膜上皮障害が関心の中心だった。今でも点眼薬の効果判定では，染色試験スコアーの改善が主要な評価項目であることがほとんどである。しかしながら「涙液層の不安定性こそがドライアイの中心である」という概念が打ち出され，その結果，涙液層の安定化を損なう原因の解明，安定性改善を目指した治療が脚光を浴びることになる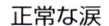。

E　涙液層断面のシェーマ（正常と不安定）

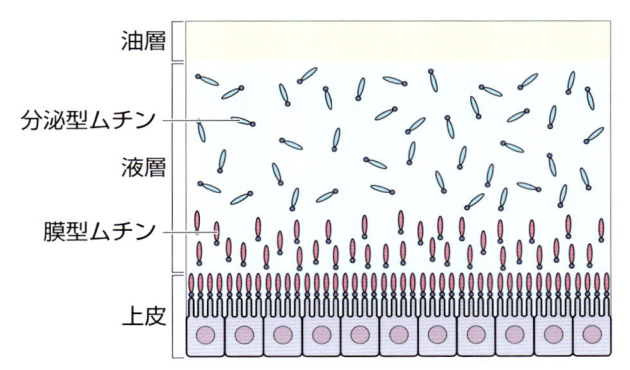
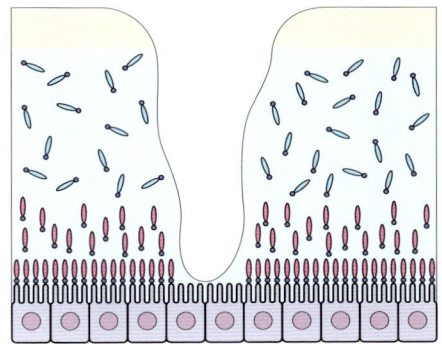

正常な涙　　　　　　　　　　　　不安定な涙

油層
分泌型ムチン
液層
膜型ムチン
上皮

ミッシングリンク

　しかしこの概念では説明できない現象を日常診療でよく経験する。すなわち，涙液層が不安定でも自覚症状を訴えない人がたくさんいる，という現実である。逆にBUTが長くても強いドライアイ症状を訴える患者もいる。このような「自覚症状と他覚所見が一致しない」という現象は，昔からドライアイ研究者を悩ませてきた。しかし近年の研究の進歩は，これを解く手がかりを見つけつつある。それは「知覚」である。しかも，これに対応する所見が他覚的に得られるようになってきた。

　痛みは多分に主観的なものである。もちろん知覚神経の状態が痛覚に深くかかわっていることは疑いないが，これを臨床で評価することは難しかった。しかし近年，生体で角膜神経の状態を調べる共焦点顕微鏡（コンフォーカルマイクロスコピー）が出てからこれが可能となった**F**。すると，角膜神経の状態（神経密度，その形態，および炎症細胞の存在）が患者の知覚と関係することが明らかとなっている。現在のドライアイ研究の大きな潮流は，「涙液安定性の追求」ともう1つは「神経原性疼痛の診断とメカニズムの解明」である。他の身体の部でもみられるneuropathic painなどの異常痛覚は，ドライアイとも深く関係していることを多くの研究者が予想している。

F　レーザーコンフォーカルマイクロスコピーによる角膜神経の観察

ドライアイでは神経密度の減少，樹状細胞様の炎症細胞の増加などが報告されている。

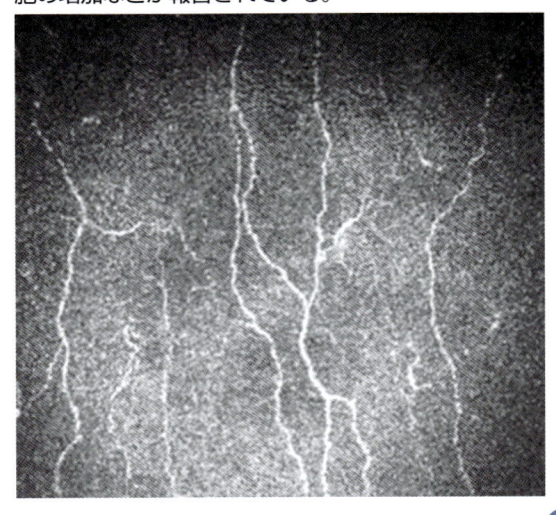

リスクファクター

　ドライアイは，中心となる涙液や眼表面の異常に加えてこれらのリスクファクターによって修飾され，最終的に自覚症状として表現される疾患ということができる。

　Ｇの表は，最近Dry Eye WorkShop IIで発表されたドライアイのリスクファクターの一覧表である。これまでの研究をエビデンス別にconsistent, probable, inconclusiveに分け，それぞれをさらにコントロール可能なリスクファクターとそうでないものに分けているが，なかなか興味深い。これらの中には，本書でもチェックすべきポイントとして取り上げられているもの（MGD，コンタクトレンズ装用など）もある一方で，「そうなのか？」と思わせるものもある。あくまで発表された論文のエビデンスレベルを元に判断されているので，日常診療の感覚と必ずしも一致しないのは仕方のないところである。逆にいえば，このリストに入っているが理由がよくわからないもの，例えばなぜアジア人に多いのか，とか低脂肪食が悪い理由は？などは今後の研究課題として興味深いテーマと言える。

Ｇ ドライアイのリスクファクター

	Consistent	Probable	Inconclusive
コントロール可能	加齢 女性 アジア人 MGD 結合織疾患 Sjögren症候群	糖尿病 酒皶 ウイルス性疾患 甲状腺疾患 精神疾患 翼状片	ヒスパニック 閉経 痤瘡 サルコイドーシス
コントロール不可能	アンドロゲン減少 コンピュータ使用 コンタクトレンズ装用 ホルモン補充療法 骨髄移植 環境：環境汚染、低湿度、シック症候群 投薬：抗ヒスタミン、抗うつ薬、抗不安薬、イソトレチノイン	低脂肪食 屈折矯正手術 アレルギー性結膜炎 投薬：抗コリン薬，利尿薬，β遮断薬	喫煙 アルコール摂取 妊娠 毛包虫感染 ボツリヌス毒素注射 投薬：マルチビタミン，避妊薬

(Stapleton, F. et al. : TFOS DEWS II Epidemiology Report. Ocul Surf 2017.15 : 334-365.より引用改変)

TOPIX 1

加齢とドライアイ

　加齢は，ドライアイの最も大きな危険因子の1つである。わが国の疫学調査によれば，60歳以上の実に73.5%がドライアイ確定例（2006年ドライアイ研究会診断基準による）であると報告されている[1]。涙液の安定性の指標であるBUTは，高齢者では低下し，涙液浸透圧も，加齢とともに増大するという報告が多い[2]。病理学的にみても，40歳をすぎると涙腺へのT細胞浸潤が増加して次第に涙腺組織の線維化や腺房の萎縮が進行していく[3, 4]。Meibom腺も加齢に変化を強く受ける組織であり，MGDの頻度は加齢とともに急速に増大する[5, 6]。

　涙液分泌量は，加齢とともに減少するが，一方で涙点からの排出量も減少するため，涙液のクリアランスが低下する。高齢者の涙液表面にデブリスが多く浮いているのは，この状態を反映してのものである図。クリアランスの低下は炎症性産物や老廃物の滞留，涙液浸透圧の上昇をもたらし眼不快感の大きな原因となると考えられる[7]。一方で，高齢者に多い結膜弛緩症，特に鼻側の結膜弛緩の存在は涙液クリアランスをさらに低下させ，加齢性変化を増長させると考えられる[8]。一方で，角膜知覚の低下に伴って，ドライアイによる眼不快感の強さは低下する傾向がある。強い痛みよりはむしろ，「何となくうっとうしい」といった曖昧な愁訴が増える傾向にある。

図 **典型的な高齢者の眼表面**

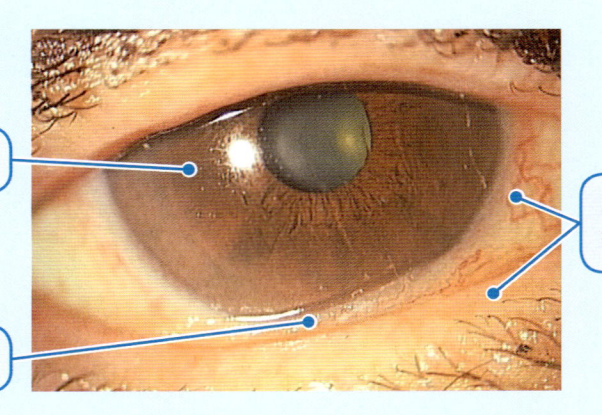

涙液中のデブリス

瞼縁および結膜の充血

結膜弛緩

文献
1） Uchino M, et al: The features of dry eye disease in a Japanese elderly population. Optom Vis Sci 2006; 83: 797-802.
2）Ozdemir M, Temizdemir H: Age- and gender-related tear function changes in normal population. Eye (Lond) 2010; 24: 79-83.
3） Damato BE, et al: Senile atrophy of the human lacrimal gland: the contribution of chronic inflammatory disease. Br J Ophthalmol 1984; 68: 674-680.
4） Obata H, et al: Histopathologic study of human lacrimal gland. Statistical analysis with special reference to aging. Ophthalmology 1995; 102: 678-686.
5） Siak JJ, et al: Prevalence and risk factors of meibomian gland dysfunction: the Singapore Malay eye study. Cornea 2012; 31: 1223-1228.
6） Viso E, et al: Prevalence of asymptomatic and symptomatic meibomian gland dysfunction in the general population of Spain. Invest Ophthalmol Vis Sci 2012; 53: 2601-2606.
7） Afonso AA, et al: Correlation of tear fluorescein clearance and Schirmer test scores with ocular irritation symptoms. Ophthalmology 1999; 106: 803-810.
8） Wang Y, et al: The impact of nasal conjunctivochalasis on tear functions and ocular surface findings. Am J Ophthalmol 2007; 144: 930-937.

I

問診のポイント

A. アナムネはフローチャートだ

B. ドライアイこそ，アナムネが大事

I-A. アナムネはフローチャートだ

　臨床医なら誰でも，アナムネ（病歴聴取）から始まるフローチャートが頭のなかにできている。「3日前から飛蚊症⇒散瞳検査」，「それに加えて外傷やアトピーの有無を聞こう。光視症もあるのかな」，みたいな感じだ。ところがドライアイだと，こういったフローチャートがちゃんとできていないことが多いように感じる。ドライアイの原因や関連因子が多岐にわたるからなのか，「ドライアイならこの点眼処方」みたいな思考停止のワンパターンに陥っているのか。いうまでもなく，精緻なフローチャートに沿って診療を進めることは正しい診療の近道であるし，日常診療が楽しくなる。「こういったパターンもあるのか」という新発見は自分の知識の引き出しを増やすことにもつながる **I-1**。

I-1 アナムネのとき患者の診療手順を考えている眼科医の頭を覗く

① ドライアイ以外の眼疾患の一例

```
3日前から飛蚊症
      ↓
散瞳検査  ＋  外傷，アトピーの有無  ＋  光視症の有無
      ↓
上記診断の結果によって治療法が変わってくる
```
○

② ドライアイの場合

```
目が乾燥するのでドライアイではないかと…
      ↓
（思考停止のワンパターン?）
      ↓
点眼処方
```
✕

I-B. ドライアイこそ，アナムネが大事

　医学部では，どの科に行ってもアナムネの重要性を説かれる。しかし時間に追われる日常診療では，ポリクリのときのようなじっくり時間をかけたアナムネを取るのは実際的ではない。しかしドライアイは，アナムネに労力を割くに値する疾患なのである。なぜならそれが治療方針の決定に役に立つからである。考えてみれば，ドライアイは緑内障や網膜疾患に比べて特別な機器を使った検査の割合が少ない。言い換えれば，診察室で患者を目の前にした状態で診療が進む割合が多い。その分，アナムネに労力を割くことができると考えればいいのではないだろうか？

患者満足度を高めるチャンス

　ドライアイ患者の再訪率は，他の疾患に比べて低いことが知られている。いろいろな要因はあるが，患者満足度が再訪率に影響することは間違いない。特に初診時に良好な印象をもつかどうかは，その後の診療の進め方に大きな影響を与える。初診時に満足度を高めるには，以下の点が重要と考えている。

●病状の説明

　眼の状態がどういう具合なのかを理解することは，治療へのモーチベーションを高めるとともに医師への信頼感を強めることにつながる。特に若い人にその傾向が強いように感じる。前眼部写真を見せるのは有効であるし，模式図や既製の文書やイラストを使用するのもいい。

●治療の流れについてあらかじめ説明する

　治療法を提示するときに，「この治療があなたの眼の治療には一番良いと思いますが，もしあまり効かなかったら他の治療も試しましょう」というように説明すると，もし最初の治療に満足できなかった場合でも治療を中断したり，他院へ移ったりする行動を抑制できる。

アナムネは行ったり来たり

　始めから順を追った病歴を丁寧に聞く必要はない。まず診療を開始するのに最低限必要な情報を聞いて，診察や検査を進めながら必要な情報を足して聞いていくのが最も効率がいい I-2。

I-2 アナムネは行ったり来たり

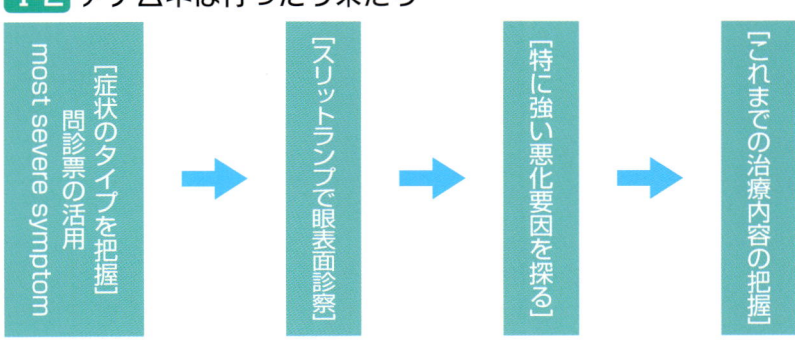

[症状のタイプを把握] 問診票の活用 most severe symptom ➡ [スリットランプで眼表面診察] ➡ [特に強い悪化要因を探る] ➡ [これまでの治療内容の把握]

まずは症状の種類の把握

ドライアイの自覚症状は，大きく以下の3つのグループに分けられることをご存知だろうか？
①眼の疲れ，乾燥感，見えづらさなど。
②眼の痛み，異物感，開けにくさなど。
③目やに，かゆみ，充血，その他。

まず①のグループは，「涙液層の異常」から引き起こされる症状である。涙液層の安定性が損なわれると，涙液で覆われない角結膜上皮が出現し，乾燥感を引き起こす。さらに涙液層は，良好な視機能の維持に重要な役割りを果たしているので，涙液層の不安定化は断続的な見えづらさにつながり，眼の疲れを引き起こす。

次に②は，眼表面上皮の障害に起因する症状で，眼痛，異物感，眼の開けにくさが典型的な症状となる。ただし「眼の痛み」は，異物感と共通する眼の表面の痛みと，眼精疲労などと共通する深部痛でその意味するところが異なるので，このいずれに属するのか聞く必要がある。

①のタイプが涙液層，②のタイプが眼表面上皮に主な異常があるのに対し，最後の③のタイプは炎症が主体となっている場合である。ドライアイでこの③の訴えが主体となる場合は，涙液クリアランスの低下が原因となっている場合が多い。このタイプについてはp.75，「IV章，涙液クリアランス試験」参照。

訴えが多い人には

ドライアイ患者の特徴の1つは，その症状が多彩なことである。病歴が長い人はメモ用紙いっぱいに訴えを書いてくることもある。こうした人に効率よく診療を進めるには，以下の2つのコツが有用である。

●質問票の活用

自覚症状の聴取にあたって，患者を目の前にして1つ1つ聞いていくのもよいが，質問票を活用することが効果的である I-3 。よくある，当てはまる症状に○をつけるタイプでも取っ掛かりとしては役に立つし，リスクファクターやこれまでの治療経過の把握にも役に立つ。

I-3 症状の種類を明らかにすることを目的とした質問票

当てはまる症状に○をつけてください（いくつでも）
（　　）眼が疲れる
（　　）眼が乾く
（　　）ゴロゴロする
（　　）眼が痛い
（　　）眼を開けているのがつらい
（　　）充血する
（　　）涙が出る
（　　）目やにが出る

ドライアイ質問票あれこれ

　ドライアイには，これまで報告された質問票が数多くある。その目的別に，①スクリーニングを目的としたもの，②症状の種類を明らかにすることを目的としたもの **I-3**，③重症度や治療効果判定を目的としたもの，に分けられる **図**。

　検診や疫学調査では①のものが用いられるが，日常診療では②か③が適している。治療経過を振り返るなど多少なりとも研究的な意味合いをもたせるなら③，特に公的にバリデーション（お墨付き）を得たものがいい。わが国発でしかも患者のQOLに即した問診票であるDEQS（Dry Eye related Quality of life Score）は，この目的でどんどん活用してほしい（http://www.dryeye.ne.jp/qol_monshin/index.htmlよりダウンロード可能）。

図 ドライアイ質問票のいろいろ

①スクリーニングを目的とした質問票

> 1.　あなたは目が乾きますか？
> 　（いつも・ときどき・ほとんどない・決してない）
> 2.　あなたは異物感を感じますか？
> 　（いつも・ときどき・ほとんどない・決してない）
> 3.　ドライアイと診断されたことがありますか？

（Uchino M, et al. Prevalence of dry eye disease among Japanese visual display terminal users. Ophthalmology 2008;115: 1982-1988. より引用改変）

②重症度や治療効果判定を目的としたもの
ドライアイQOL質問票

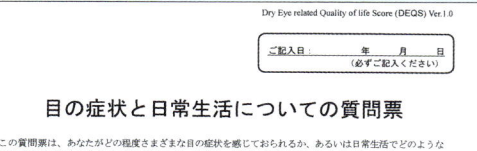

●most severe symptom聴取の勧め

　訴えが多いドライアイ患者の診療でおすすめしたいのが，「most severe symptomを聞く」である。数ある訴えのなかで，今一番つらい症状は何かを挙げてもらう。患者のなかには，これまで自分が辛かった症状を片端から挙げようとする人もいるが，そうではなくて「現在，一番困っていることは何か」を聞くのである。この点が明らかとなれば，治療する側も何の症状をターゲットにすればいいかが明確になるし，患者の側も治療によって効果が上がっているのかどうかを把握することができる **I-4**。

I-4 「眼の様子で，今，一番困っていることは何ですか?」

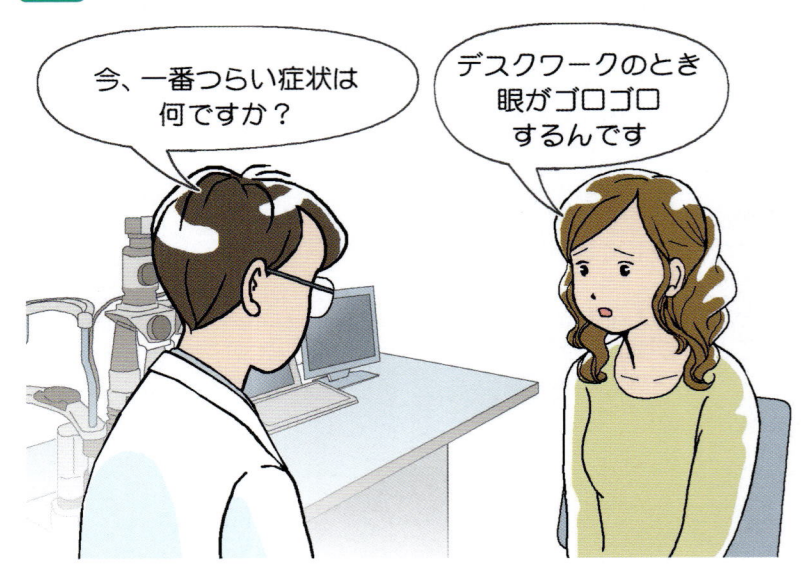

◼ 軽く診察を始める

　次は，自覚症状から類推した異常が実際にあるかどうかを確かめる。これについては次のⅡ章で詳しく述べる。症状と所見が一致しない場合，他の異常を疑わせる所見が見つかった場合は，アナムネをもう一度聞き直す。

特別な悪化要因はないか？

症状を増悪させる要因がないかは，診断をつけるうえで重要なステップである。「前は良かったのですが，仕事を変わってから具合がわるいんです」などの訴えは，その後の検査項目を決めるうえで重要なポイントとなる。聴取ポイントのなかでも特に重要なのが以下の2項目である。

●コンタクトレンズ

コンタクトレンズをつけたときに乾燥感や異物感を訴えることはよくみられる。レンズの種類や装用時間は重要なポイントとなる。

●全身疾患と投薬内容

Sjögren症候群を含む自己免疫疾患や膠原病はもちろんであるが，他科で処方されている投薬がドライアイに影響していることもよく経験される。

これらの2点の把握には，問診票が有用である。いちいち聞くのも大変なので，ぜひ項目に加えておこう **I-5**。ここにある薬をすべて挙げなくても質問票に服用中の薬剤名を書いてもらうだけでよい。

I-5 抗コリン作用を持つ内服薬（抜粋）

1. 向精神病薬
   1) 抗うつ薬（特に第一，第二世代）
   2) 抗不安薬（ベンゾジアゼピン系，チエノジアゼピン系）
   3) 精神作動薬（交感神経作動薬）
   4) 抗パーキンソン薬（抗コリン薬, レボドパ, ノルエピネフリン系, フェノチアジン系）
   5) 抗てんかん薬（ベンゾジアゼピン系）
   6) 睡眠薬（ベンゾジアゼピン系，その他）
2. 抗ヒスタミン薬（特に第一，第二世代）
3. 消化器潰瘍治療薬
4. 排尿障害治療薬
5. 抗不整脈薬（Ia群）
6. 気管支拡張薬

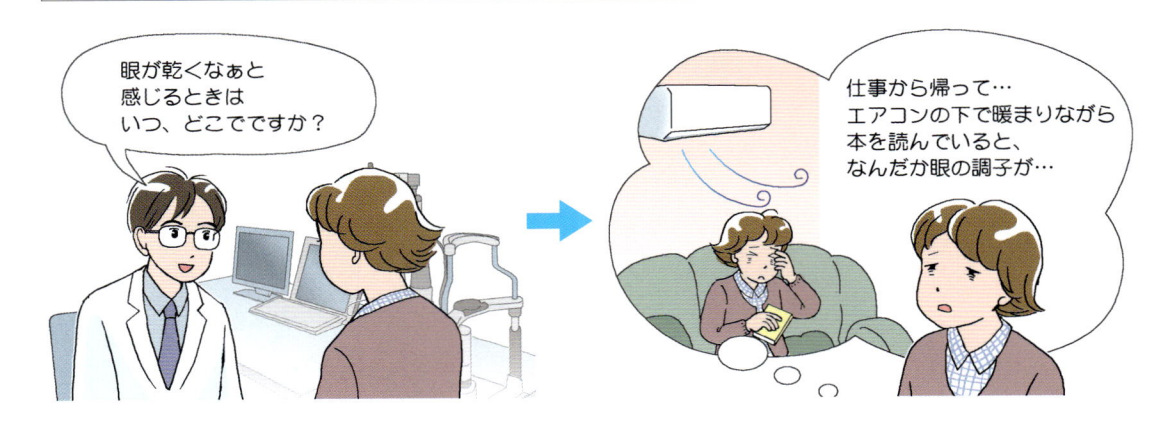

これまでの治療内容

ここでもう一度，これまで受けてきた治療内容，そしてその効果について聞こう。特にこれまで行ってダメだった治療内容を聞くことは大きな時間の節約になる。しかしこのプロセスには，気をつけなければいけないポイントがいくつかある。

●ある程度の期間使ったか？

1，2日使って効果がなかった，と判断されていることも多い。ドライアイ点眼のなかには継続使用で効果が増してくるものも多い。少なくとも1週間試用していない場合は，「無効」と判断するのは早計かもしれない。

●処方どおり使ったか？

処方箋に「1日4回」と書いたからといって，そのとおりに使っているとは限らない。1日1，2回しか使ってなくて効果不十分，と言っている可能性もある。また，これは患者側の問題ではないが，「涙点プラグは試したけどダメだった」という場合，片方の涙点だけ塞いでいたり，サイズ違いですぐ外れていたことも多い。これも正しく使っていなかった，という範疇に入るかもしれない。

●処方薬以外の治療を試みていないか？

ドライアイ患者の大半は，眼科を受診する前に市販薬を使用している。この薬の影響が生じている可能性もある。眼科を受診するのは初めて，と言っても無治療とは限らない。さらに点眼薬以外の治療を行っている可能性もある。筆者も所見から薬剤性障害を疑って治療しても改善しないのでよく聞いたところ，「水道水で日に何回も洗眼している」ことが判明した例があった。アイボン®などの洗眼薬の愛好者もいるので，やはりアナムネは重要である `I-6`，`I-7`，`I-8`。

`I-6` 処方薬以外の治療をしていないか気を配る

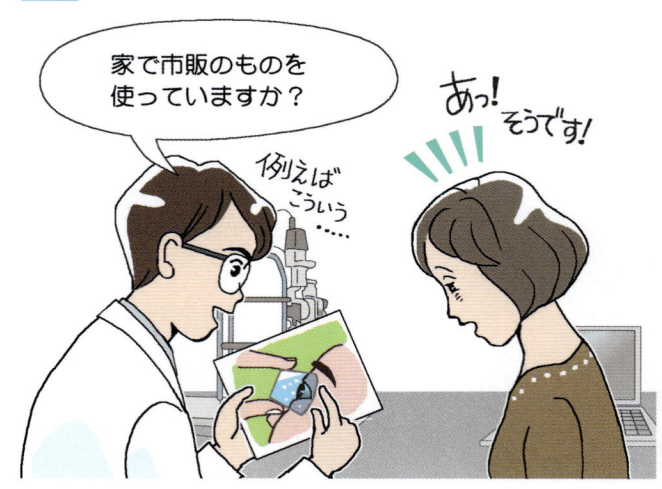

`I-7` OTC薬

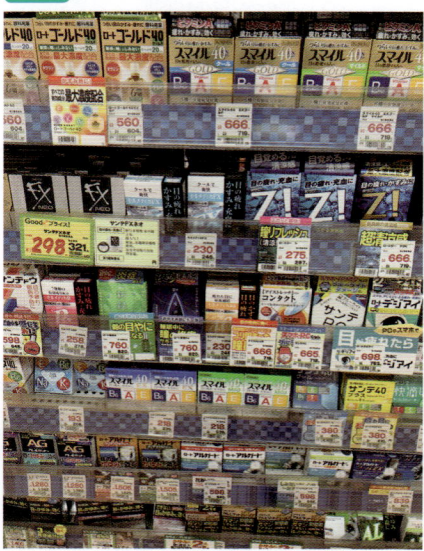

I-8 ドライアイ質問票（例）

現在，最もつらい症状は何ですか？
右眼　左眼　両眼　が
（　　　　　　　　　　　　　　　　　　　　　　　　　　　）
その症状はいつ頃からありますか？
（　　　　）年　　（　　　　）月
（　　　　）日　くらい前から

当てはまる症状に○をつけてください。
（　　　）眼が疲れる　　　（　　　）眼が乾く　　　（　　　）ゴロゴロする
（　　　）眼が痛い　　　　（　　　）眼を開けているのがつらい（　　）充血する
（　　　）涙が出る　　　　（　　　）目やにが出る

現在，眼鏡をかけたりコンタクトレンズ（CL）をつけたりしていますか？
（　　）いつも眼鏡をかけている　（　　）いつも CL をつけている
（　　）眼鏡も CL も使用していない（　　）普段は眼鏡だが，ときどき CL を使用
（　　）普段は CL を使用しているが，ときどき眼鏡を使う

コンタクトレンズ（CL）を使用している方にうかがいます。
・CL の種類
　　ハード CL
　　ソフト CL　　1 day　　2 週間使い捨て　　4 週間使い捨て　　毎日洗浄
・メーカーやレンズ名がわかりましたらご記入ください。
　　メーカー（　　　　　　　　　　）
　　レンズ名（　　　　　　　　　　　　　　　　　　　　　）
・1 日どのくらい CL を使用しますか？
　　平均　（　　　　　　　）時間くらい

これまでの治療内容を教えてください。
治療したことなし
点眼：使用したことのあるものに○，現在使用中のものに◎をつけてください。
薬局で買った目薬；名前がわかれば教えてください（　　　　　　　　　　　）
（　　）マイティア　（　　）ヒアレイン（　　）ヒアロンサン
（　　）ジクアス　（　　）ムコスタ　（　　）フルメトロン　（　　）オドメール
（　　）リンデロン　（　　）サンベタゾン（　　）リンベタ PF
（　　）タリビッド軟膏　（　　）ネオメドロール EE 軟膏
その他（　　　　　　　　　　　　　　　　　　　　）

もちろん，口頭で聞いてもよい

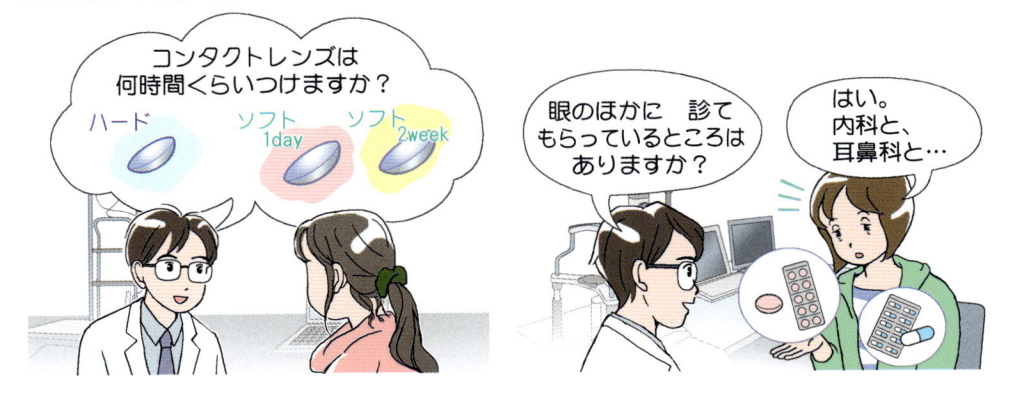

鑑別疾患

　ドライアイの症状は多彩なので，「ドライアイかも」という訴えで受診しても，症状別に鑑別すべき疾患を念頭に置いて病歴聴取や検査を進めるべきである **I-9** 。

● 眼の疲れ

　眼の疲れは，ドライアイの症状として最もポピュラーなものの1つである。たくさんの疾患が眼の疲れを引き起こすが，頻度的にいって鑑別すべきは，「屈折異常」と「老視」が双璧と思われる。特にコンピュータ作業などで眼を酷使する場合，メガネやコンタクトレンズのわずかな矯正ずれが疲れの原因となることは多い。仕事内容や最も使う距離を聞いて，使用中の度数とのずれをチェックする。また，これらに異常がなくても「眼の使いすぎ」が原因であることも多い。

I-9 症状別鑑別疾患とチェックポイント

症　状		主な鑑別疾患	チェックポイント
眼の疲れ		屈折異常，老視	眼鏡，コンタクトレンズの状態
異物感・眼痛		睫毛・眼瞼の異常 結膜弛緩症，LWE 結膜結石，結膜異物	瞼縁の観察 フルオレセイン染色 上皮障害の分布
乾燥感		閉瞼不全，瞬目異常 コンタクトレンズ 環境要因	瞬目の観察 病歴聴取
羞明・ 眼が開けづらい		眼瞼けいれん 虹彩炎 角膜ジストロフィ 再発性角膜びらん	瞬目試験

●異物感・眼痛

鑑別として，睫毛や眼瞼の異常，結膜結石や異物，結膜弛緩症やLWEなどが重要となる。瞼縁や結膜など広い範囲の観察，フルオレセイン染色での所見が重要な検査となる。

●乾燥感

瞬目異常や閉瞼不全があると，乾燥感を主訴に来院することがある。不完全瞬目などは意外に頻度が高いものである **I-10** (p.129，「VII-E. 瞬目，閉瞼異常，知覚低下」参照)。また，ドライアイであってもコンタクトレンズ装用やエアコン使用などの外部要因が加わったときに初めて乾燥感を自覚するときは，それらの悪化要因の改善が重要な治療選択となる。

●羞明，眼の開けづらさ

眼瞼けいれん (p.128，「VII-D. 眼瞼けいれん」参照) では，羞明と眼を開いていられない，という訴えが強く，多くの場合は症状に釣り合う他覚所見を認めない。鑑別には瞬目試験が重要である。

I-10 軽微な瞬目不全の例
特に既往がなくても，不完全瞬目の頻度は結構高い。

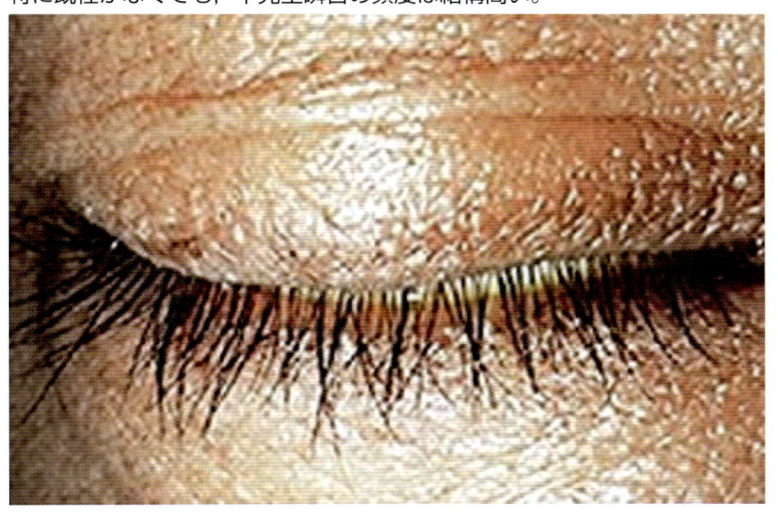

問診中に外眼部のチェックをしよう

問診中も所見取りは始まっている。特に大事なのは外眼部の観察だ。そのなかでも瞬目の異常は，普通に会話をしているときのほうが観察しやすい。ちゃんと目を見て患者と話すことのメリットの1つである。瞬目異常と各々のパターン別のポイントを I-11 に示す。不完全瞬目は，きちんと調べるとかなり頻度の高い所見である。顔面神経麻痺や眼輪筋の異常など器質的な異常を伴うものも，特に原因のないものもある。コンタクトレンズ装用時に，瞬目に伴う異物感を無意識に減らすために瞬目が「浅く」なる例もよくみられる。軽微な瞬目不全は，フルオレセイン染色を併用したスリット検査で初めて見つかることも多い。

I-11 瞬目異常と各々のパターン別のポイント

瞬目異常のパターン	考えられる異常	行うべき検査
瞬目が少ない	角膜知覚低下 Parkinson病	知覚検査 病歴聴取
開瞼困難	眼瞼けいれん	瞬目検査
瞬目過多	統合失調症，向精神薬内服 チック症 眼瞼けいれん	病歴聴取
不完全瞬目	眼輪筋機能低下 顔面神経麻痺 眼瞼変形	

ドライアイとうつ病

　このところうつ病や不安などの身体表現性障害（somatoform disorders）とドライアイの関係を示唆する報告が相次いでいる。もとから，ドライアイ患者は身体的・精神的異常の訴えが多いことは日常診療で指摘されてきた。例えばvan der Vaartらは，大学病院を受診した46万人超を対象として，病名からドライアイとうつ病，不安との関連を調べ，両者ともに3倍近いオッズ比をもつ有意な相関を認めたと報告した[1]。また韓国からは，population-based surveyによって，ドライアイ患者は精神的ストレスレベルが高く，不安感が強く，不安/うつ病をもち，精神科カウンセリングを受ける割合が有意に高かったと報告されている[2]。ドライアイとこれらの障害に関連があることは，どうも間違いないようである。

　問題はこの解釈と思われる。ドライアイがうつ病/不安の原因となっている可能性，うつ病/不安がドライアイを起こしている可能性，両者が別の共通する原因をもつ可能性などどれもがありうる。ドライアイ患者は，健康に対する自己評価が低いとされているし，抗精神病薬の服用がドライアイを悪化させている可能性もある。また，ストレスはドライアイとうつ病/不安の双方の悪化要因として働いている可能性もある。さらに慢性疼痛症候群とドライアイとの関連性も報告されており[3]，神経原性疼痛（neuropathic pain）をキーワードとしてドライアイと他の全身異常が結びつく可能性も考えられる。どちらかを治療して改善すればもう片方も良くなることがあるのかどうかなど，まだわからないことばかりであるが，難治性のドライアイに対してはこうした包括的なアプローチが必要なのかもしれない。

図　ドライアイ患者のうつ病を示唆する症状の強さ

スコアーは，うつ病を示唆する症状の強さを示す。所見によるドライアイ（Clinically diagnosed DED），症状によるドライアイ（Symptoms of DED）のいずれも，うつ病を示唆するスコアーの高い者が多い。（文献2より引用改変）

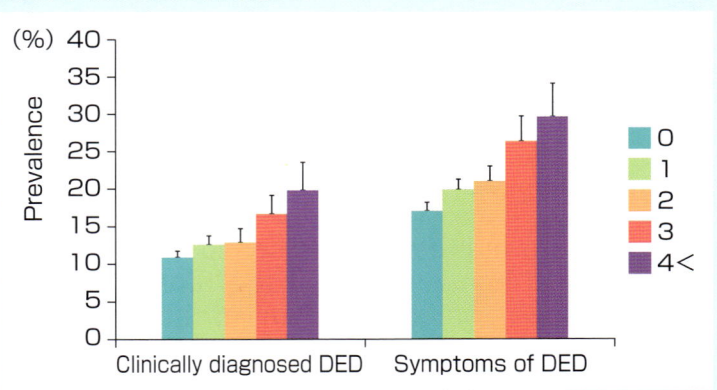

文献
1) van der Vaart R, et al: The association between dry eye disease and depression and anxiety in a large population-based study. Am J Ophthalmol 2015; 159: 470-474.
2) Na KS, et al: Depression, Stress, Quality of Life, and Dry Eye Disease in Korean Women: A Population-Based Study. Cornea 2015; 34: 733-738.
3) Vehof J, et al: Shared genetic factors underlie chronic pain syndromes. Pain 2014; 155: 1562-1568.

欧米のドライアイ定義

　わが国のドライアイ定義・診断基準の改定とほぼ時を同じくして，欧米のドライアイ定義も改定となった。Tear Film Ocular Surface Societyのなかで作られたDry Eye WorkShop Ⅱ（通称DEWS Ⅱ）では，欧米と日韓を中心としたドライアイ専門家約150名が集まってドライアイに関するレポートを作成し，2017年7月に発表された。そのなかでドライアイは， 表 のように定義された[1]。

　これをわが国およびAsia Dry Eye Society（ADES）の定義（この両者はほぼ同じ）[2]と比較してみると，彼我のドライアイに対する考えの違いが明らかとなってくる。ここでは，同じ英語で比較する意味でADESとDEWS Ⅱを比べてみる。

1. 何がドライアイの中心概念か？

　ADESの定義では "unstable tear film" すなわち「涙液層の不安定化」こそがドライアイの中心概念であるとしているのに対し，DEWS Ⅱでは "loss of homeostasis of the tear film" を挙げている。この両者は合致する部分もあるが，何をもってホメオスターシスを評価するのかが明らかでない点で，DEWS Ⅱのほうがより概念的といえる。

2. ドライアイを引き起こすものと伴うもの

　ADESの定義では， "variety of symptoms and/or visual impairment, potentially accompanied by ocular surface damage" をドライアイでは伴う，としており，自覚症状の発現は必須である一方上皮障害は伴わなくてもいい，という点を明確にしている。一方でDEWS Ⅱでは，ocular symptomsを伴うとする点は同じであるものの， "tear film instability"， "hyperosmolarity"， "inflammation and damage"， "neurosensory abnormality" が病態に関与する，と定義に挙げている。この後半部分，特に「高浸透圧」，「炎症」，「神経異常」を具体的に挙げているところが特徴的である（DEWS Ⅱの前身のDEWSでも高浸透圧と炎症が定義に含まれ，議論を呼んだ[3]）。DEWS Ⅱには，眼科医だけでなくPh. D. をはじめとする研究者も多く参加しており，自らがかかわる研究の重要性を反映させたいという思いが表現に投影されたのかもしれない。「スリットランプで見える異常」を重視する日本を含むADESと，「頭の中の概念」を重視するDEWS Ⅱとのスタンスの違いが垣間見えて興味深い。

表 DEWS Ⅱにおけるドライアイの定義

Dry eye is a multifactorial disease of the ocular surface characterized by a loss of homeostasis of the tear film, and accompanied by ocular symptoms, in which tear film instability and hyperosmolarity, ocular surface inflammation and damage, and neurosensory abnormalities play etiological roles.

文献
1) Craig JP, et al: TFOS DEWS II Definition and Classification Report. Ocul Surf 2017; 15: 276-283.
2) Tsubota K, et al: New Perspectives on Dry Eye Definition and Diagnosis: A Consensus Report by the Asia Dry Eye Society. Ocul Surf 2017; 15(1): 65-76.
3) The definition and classification of dry eye disease: report of the Definition and Classification Subcommittee of the International Dry Eye WorkShop (2007). Ocul Surf 2007; 5: 75-92.

スリットの上で勝負が決まる

A. 症状と所見の関係を念頭に置いて

B. さあ，スリットランプで診察だ

TOPIX

TOPIX 5　フルオレセイン染色あれこれ
TOPIX 6　上皮障害のスコアリング

Ⅱ-A. 症状と所見の関係を念頭に置いて

　　ドライアイは，検査結果とにらめっこしながら診療を進めていく疾患とは違う。スリットを介して患者と対面している状態で進んでいく。ここがドライアイ診療の主戦場である。

　　まずスリットランプでの観察の前に，主に見るべき点を抑えてから取り掛かる。漫然と見始めるのと，「ここを診る」と意識するのでは大違いである。前のⅠ章で自覚症状が大きく3つのタイプに分けられることを述べた **Ⅱ-1** 。

　　すなわち，

①**眼の疲れ，乾燥感，見えづらさなど**

②**眼の痛み，異物感，開けにくさなど**

③**目やに，かゆみ，充血，その他**

である。これをもとにドライアイのタイプを決めていく **Ⅱ-2** 。

Ⅱ-1 ドライアイ原因別3大タイプ

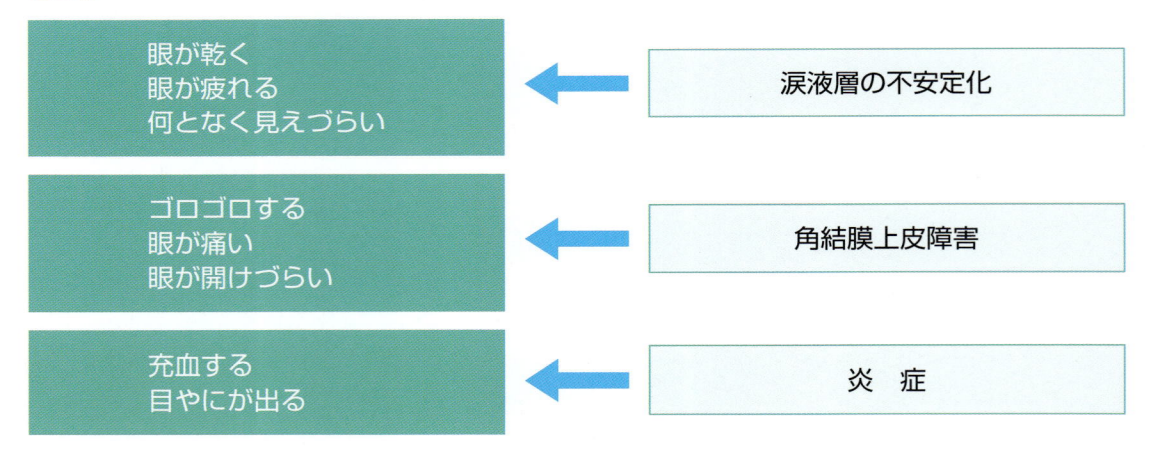

| | | | 涙液層の不安定化 |
| 眼が乾く / 眼が疲れる / 何となく見えづらい | ← | | |

| ゴロゴロする / 眼が痛い / 眼が開けづらい | ← | | 角結膜上皮障害 |

| 充血する / 目やにが出る | ← | | 炎　症 |

Ⅱ-2 自覚症状別観察のポイント

主たる異常	主な観察部位	特に重要な検査	代表的疾患
涙液層の不安定化	角膜上の涙液層	BUT	BUT短縮型ドライアイ
角結膜上皮障害	瞼縁，瞼結膜，球結膜	フルオレセイン染色スリットランプでの広範囲の観察	涙液減少型ドライアイ SLK LWE
炎症	球結膜	スリットランプ	アレルギー，結膜炎 他の炎症性疾患

涙液層に異常のあるタイプ：BUTとブレークパターンのチェックが最重要！

　第1のタイプの主な異常は涙液層にある。そのなかでも「涙液層の安定性」が主なチェックポイントだ。正常者でも，開瞼を維持していると涙液層が不安定化してくるが，本タイプの患者ではより短時間で安定性が損なわれる。

　涙液層の安定性を調べる最も重要な検査は，フルオレセイン染色を併用した涙液層破壊の観察だ。これは涙液に異常をもつドライアイ（つまりドライアイの大半）検査の中心となるのでⅢ章で詳述する。

上皮に異常のあるタイプ：広い範囲の観察を！

　2番目のタイプでは，上皮障害のチェックが重要である。そして，上皮障害の原因が乾燥にあるのか摩擦にあるのかの見極めがポイントとなる。

　この区別には，上皮障害の部位の観察が有用だ。Sjögren症候群に代表される高度の涙液減少型ドライアイでは，瞼裂部に一致した上皮障害が強く生じるのに対し，摩擦による上皮障害は眼瞼縁と眼表面が接する部分に生じる。後者では，正面視のみでは観察できない部分を見る必要があるので，特に上下の球結膜，瞼結膜，眼瞼縁の観察を行う。

充血，目やにが主体のタイプ：ドライアイと決めつけずに！

　第3のタイプでまず重要なのは，ドライアイ以外の原因，特に炎症性疾患の検索である。コンタクトレンズ，アレルギー性結膜炎，点眼薬の影響に加えて他の眼炎症性疾患，例えば感染性結膜炎，涙嚢炎，涙小管炎，ぶどう膜炎なども考慮に入れる。

　もう1つ注目すべきは，涙液クリアランスの低下である。涙液クリアランスは涙液の新陳代謝の概念であり，涙液の分泌と排出のバランスによって決まる。特に問題となるのは排出の減少によるクリアランス低下で，この場合は眼表面の涙液量はむしろ増加するのにもかかわらず，涙液中の老廃物や炎症産物の貯留により慢性の眼表面炎症が生じる。代表例としては，結膜弛緩症や鼻涙管狭窄などの導涙系の異常が挙げられる（p.75，「Ⅳ章，涙液クリアランス試験」参照）。

Ⅱ-B. さあ，スリットランプで診察だ

眼表面を広く見よう

　まずは基本どおり，ディフューザーか幅の広いスリットを用いる。目的は，「広い範囲を観察する」ことに他ならない。ドライアイをはじめとする前眼部疾患の診察で欠かせない観察ポイントを挙げる。

●何といっても瞼縁

　何をおいても下眼瞼縁の観察は欠かせない。ここには，ドライアイの原因や悪化要因をもたらす所見がたくさんある。

　まずは，涙液メニスカスの高さを大まかに見る。詳しくはフルオレセイン染色の後に見るので，とりあえずはざっと，特に左右差がないかを見る。

　次は結膜弛緩の有無である。結膜弛緩は涙液メニスカスを占拠するので，涙液動態に大きな影響を及ぼす。

　そして眼瞼縁そのものの観察である **Ⅱ-3**。睫毛根部を中心とした炎症すなわち前部眼瞼炎の有無，ついでMeibom腺開口部を観察して，MGDの有無やその程度を把握する。

Ⅱ-3 眼瞼縁の観察

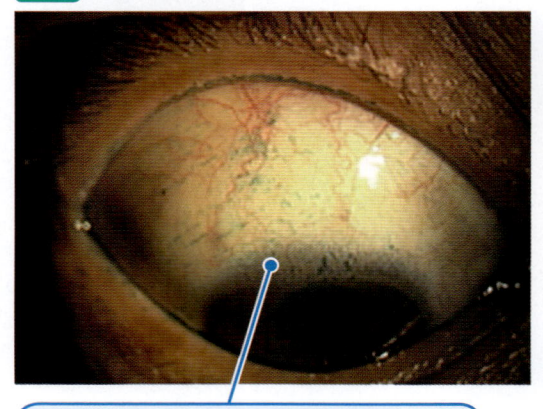

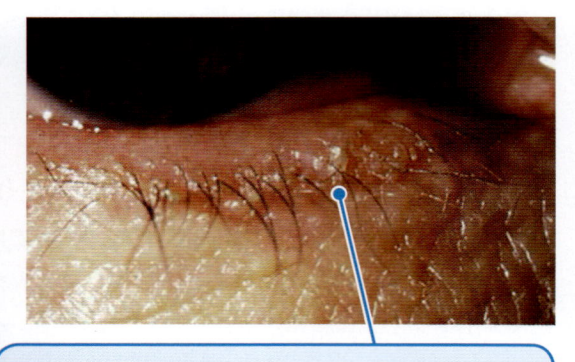

上方球結膜の充血と輪部の肥厚を認める。SLKが疑われる。フルオレセイン染色での上方角膜～球結膜の点状染色が診断の決め手になる

睫毛根部に分泌物があり，一部膜様物を睫毛が貫く所見（collarette）がみられる。ブドウ球菌性眼瞼炎を疑わせる所見である

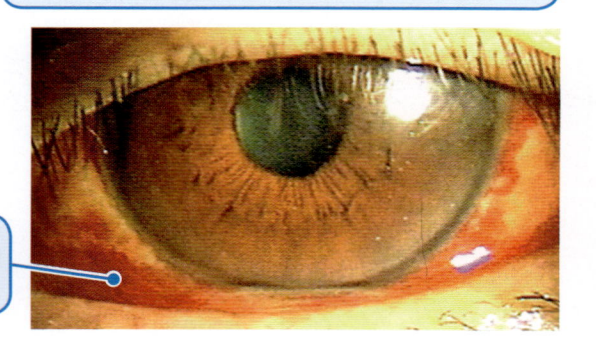

結膜下出血を認めるが，結膜弛緩も伴っており，両者の関連が疑われる

●結膜は角膜よりずっと広い

スリットランプは角膜や前房，水晶体を見るもの，と決めている人もいるかもしれないが，前眼部の診察で結膜を見ない手はない。結膜は，瞼結膜も含めれば角膜の約10倍の表面積をもつ II-4① 。ここに異常が隠れている可能性はとても高いのである。日常診療でとても忙しいときでも，上下の球結膜だけは観察しよう。この部分の異常は，角膜上皮障害を引き起こす可能性がとても高い II-4② 。

II-4 結膜の観察

①結膜は思ったより広い！

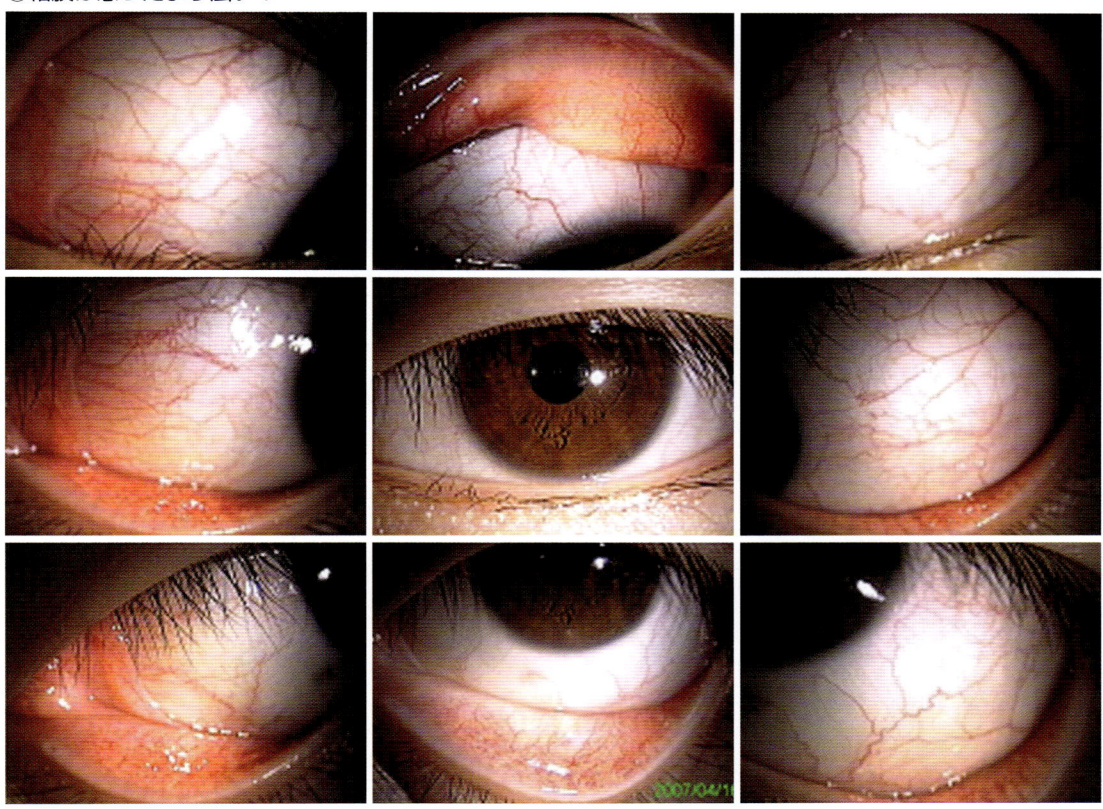

②眼瞼を翻転して初めて原因がわかることもある！

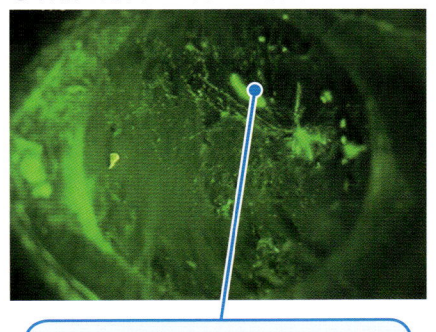

角膜移植後に上方の上皮欠損を繰り返した例

上眼瞼を
翻転して見ると…

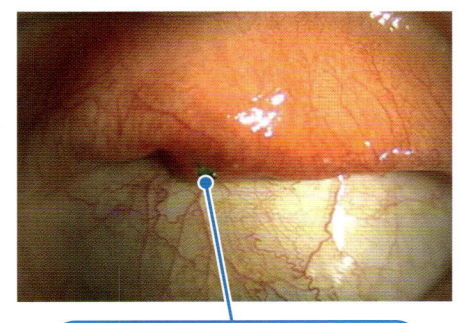

以前の重瞼手術の縫合糸が露出していた

フルオレセイン染色こそドライアイ診療の主役だ

● フルオレセイン染色の意義

　日常診療で頻用されているフルオレセイン染色だが，ここではその意義をもう一度おさらいしてみよう **II-5**。

　私が研修医のときは「フルオレセイン染色は，上皮欠損を見るのに使う」と教わった。これは決して間違いではないが，正確には「フルオレセイン染色は，**上皮のバリアー機能が低下**している部分で陽性になる」といえる。上皮のバリアー機能が保たれている正常状態では，フルオレセイン染色は陰性となる。上皮の欠損のみならず，タイトジャンクションの機能が損なわれているような状態，例えば薬剤性上皮障害やある種の角膜ジストロフィなどでも陽性となる。

　眼表面には，角膜上皮，結膜上皮，皮膚の3種類の上皮が存在しうる。フルオレセインに対するバリアー機能の強さとしては，

皮膚＞角膜上皮＞結膜上皮

の順であるので，上皮が混在している場合には，フルオレセインの染色性の違いで見分けることができる **II-6**，**II-7**。

　もう1つのフルオレセイン染色の意義は，**「涙液を可視化する」** ことにある。ドライアイ診療では涙液が見えないと話にならないので，水溶性に優れたフルオレセインは強い味方となる。この原理を用いた所見は，ドライアイのみならずハードコンタクトレンズのフィッティングチェックや，角膜穿孔によるSeidel（ザイデル）試験にも応用されている。

II-5 フルオレセイン染色の意義

1. 上皮バリアーのチェック
   ①上皮障害の有無
   ②上皮障害の範囲の評価
   ③角膜，結膜上皮，皮膚の区別

2. 涙液の可視化
   ①涙液量の判定（メニスカス観察）
   ②涙液安定性の判定（BUTおよびブレークパターン）
   ③房水の漏出（Seidel試験）
   ④ハードコンタクトレンズのフィッティング

II-6 輪部機能不全に伴う結膜侵入

結膜上皮は角膜上皮よりもフルオレセインの透過性が高い。
翼状片のように線維増殖組織を伴う場合はスリットランプでわかるが，結膜上皮のみ侵入した場合はフルオレセイン染色の併用が有用

中央のスムースで黒っぽく見える部分は角膜上皮

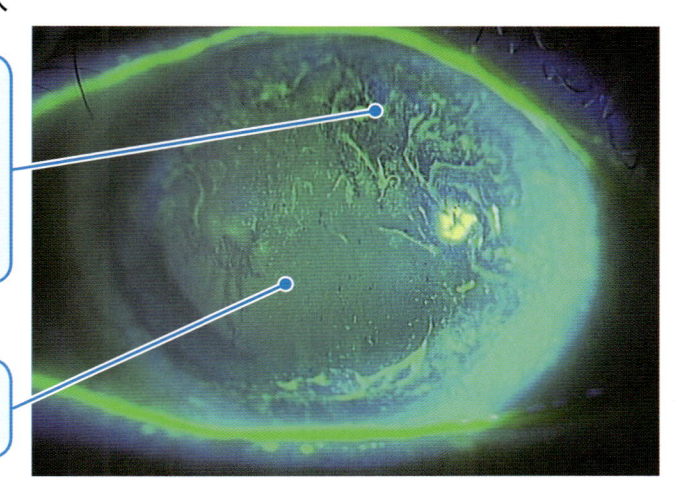

II-7 フルオレセイン染色による瞼縁の粘膜皮膚移行部の観察

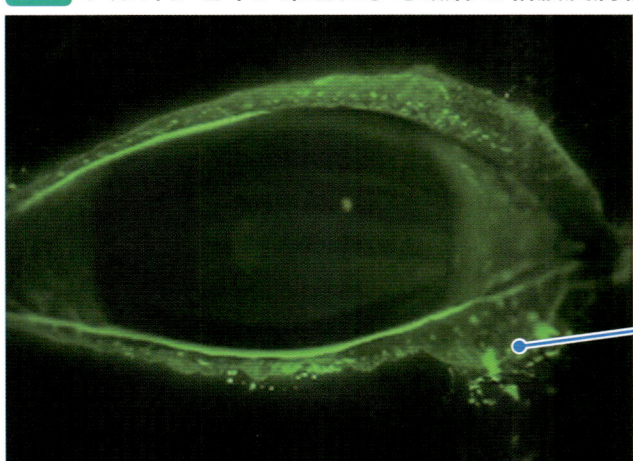

結膜（粘膜）の範囲が皮膚側まで及んでいる。MGDでよくみられる徴候である

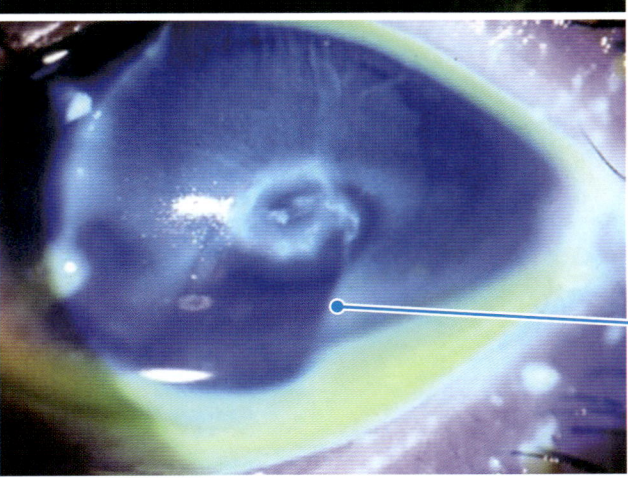

角膜穿孔でみられた前房水漏出。フルオレセイン染色液を用いたSeidel試験が陽性となる

●フルオレセイン染色はやり方が大事

　ドライアイ診療でのフルオレセイン染色は，そのやり方によって結果が大きく左右される。その秘訣は2つ，

①涙液量や質を変えないように

②刺激を与えないように

である。

　フルオレセイン染色紙に液を垂らして眼表面につけるのが一般的であるが，まず用いる液は生理食塩水か人工涙液でなくてはならない。ときに接触式眼圧測定を行うときの利便性を考えて，ベノキシール点眼で試験紙を濡らしていることをみるが，ベノキシールは強い酸性でありまた刺激で反射性分泌を引き起こすので涙液層の状態が変わってしまう。

Ⅱ-8 フルオレセイン染色のやり方

①試験紙に生理食塩水（または人工涙液）を滴下

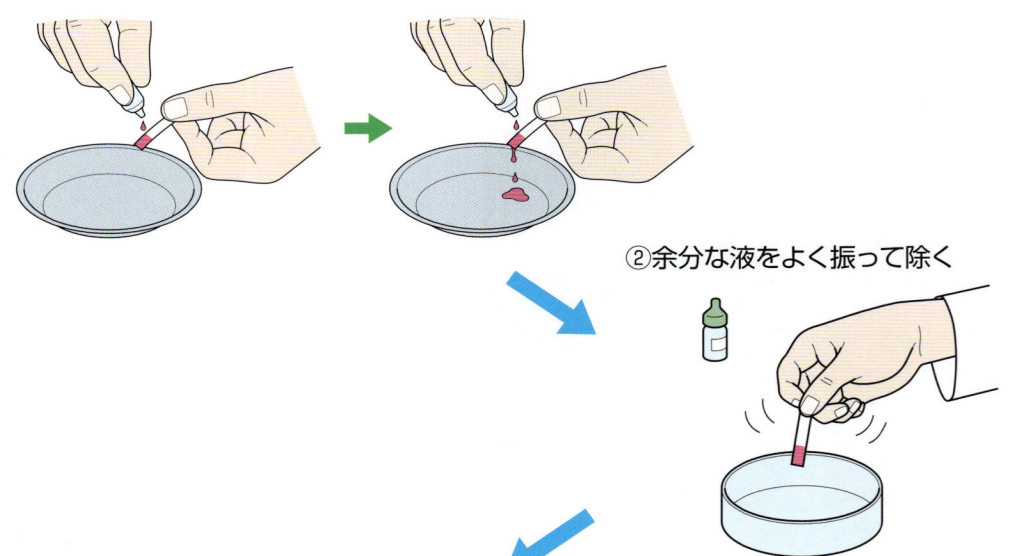

②余分な液をよく振って除く

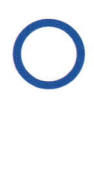

③瞼縁に軽く触れさせる。眼瞼に対し垂直に当てるとよい

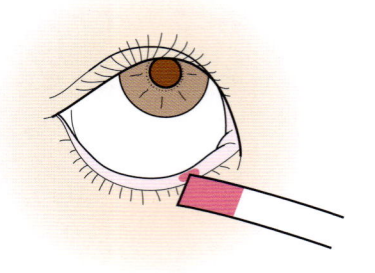

④球結膜に試験紙の面を当てると量が多すぎるうえ，刺激によって涙液分泌が増加してしまう

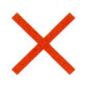

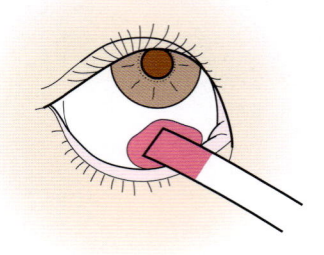

さらに重要なのが，眼表面にもたらすフルオレセイン染色液の「量」である。試験紙に液体が盛り上がった状態で付けたり，あるいは点眼瓶から直接点眼してしまうと，涙液量が著しく増えてしまう。正常では眼表面にある涙液量は6〜7μLといわれているが，点眼1滴は30〜50μLあるので，その影響の大きさがわかる。正しくは，試験紙を強く振って余分な液を振り落としてからつける **Ⅱ-8**。また，試験紙を付けるにあたっても，球結膜や瞼結膜にべったりと付けるとその刺激でまた涙液量が変わってしまう。瞼縁にほんのわずか触れる程度が望ましい。

フルオレセイン染色紙以外にも，硝子棒を用いたり，研究室で用いるマイクロピペットを用いるやり方，さらには楊枝の根元の部分を用いるやり方もある。マイクロピペットは，より正確にフルオレセイン染色液の量を設定ことができる（通常1μL程度に調整する）ので，点眼薬の治験や研究に際して用いられることが多い **Ⅱ-9**，**Ⅱ-10**。

Ⅱ-9 マイクロピペット による染色

シャーレのなかにはフルオレセインとローズベンガル溶液が準備してある。

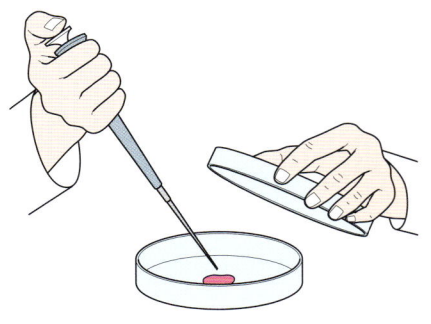
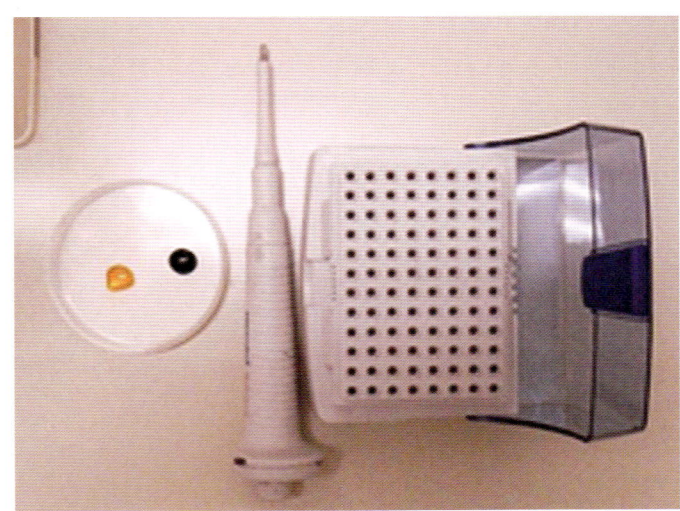

Ⅱ-10 フルオレセインの量と眼表面所見

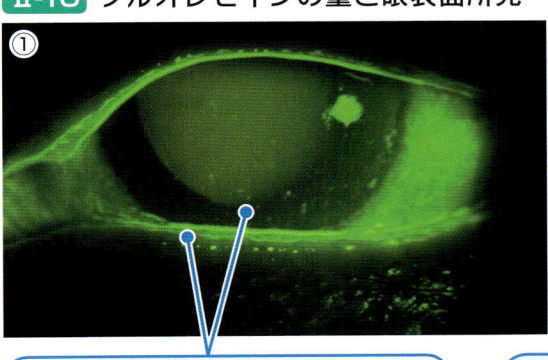

① フルオレセインを少量入れると，低いメニスカスと下方のSPKが観察される

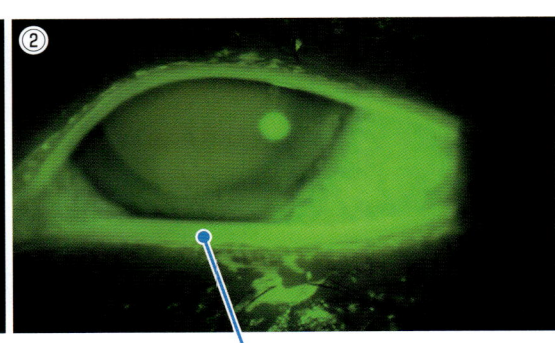

② 同じ眼にフルオレセインを10μL入れると，メニスカスは増え，PKも観察されなくなる。当然BUTも延長してしまう

（関西ろうさい病院眼科　渡辺　仁先生のご厚意による）

フルオレセイン染色あれこれ

　フルオレセイン染色にはいろいろな方法がある。あらかじめ細く切ったフルオレセイン試験紙を準備する方法，硝子棒を使う方法などなど **図-1**。「眼表面の涙液量に影響を与えないようにできるだけ少なく」というのが基本であるが，ではいったいどのくらいの量が適切なのであろうか？
　東邦大学の堀教授のグループは，各種染色法による眼表面涙液量の変化を測定している[1]。それによると，フルオレセイン試験紙で過剰の液を振って除いた方法，およびマイクロピペットで $2\mu L$ 点眼した例では涙液量の増加はわずかであった。正常の眼表面涙液量が $6～7\mu L$ であるので，$1～2\mu L$ であれば量を増やす作用は容認できるレベルであろう。ちなみに著者が愛用しているのは，滅菌した楊枝の根元の部分にフルオレセイン溶液を軽くつけて瞼縁に触れさせる方法である **図-2**。染色に要する時間が短く，患者さんに刺激を与えず，使い捨てでどんどん使えるのが利点である。

図-1 フルオレセイン染色のいろいろな方法

①細く切ったフルオレセイン試験紙を
準備しておく方法

②硝子棒を用いる方法

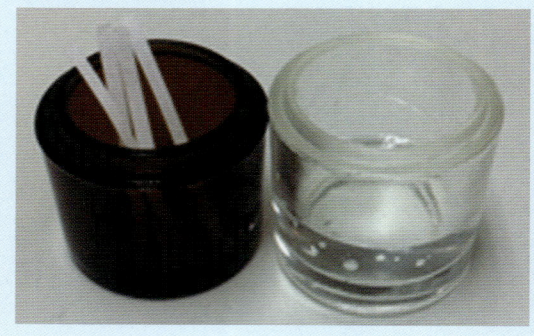
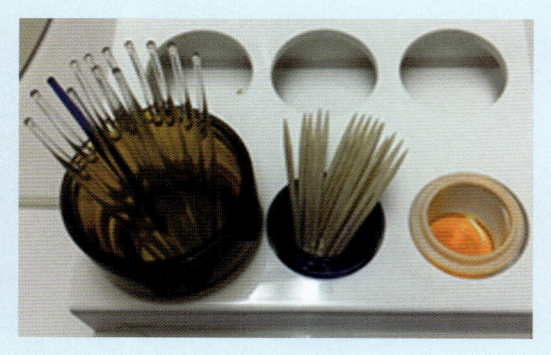

図-2 爪楊枝を利用したフルオレセイン染色法

①滅菌した楊枝の根元の部分に
フルオレセイン溶液を軽くつける。

②瞼縁に触れさせる

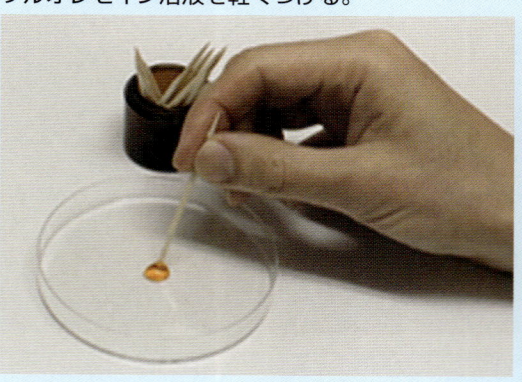
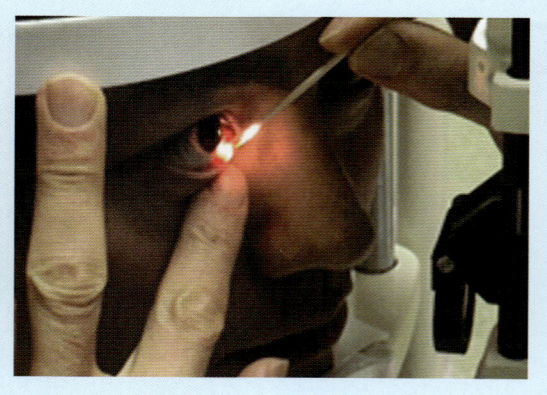

文献
1) 金谷芳明, ほか: フルオレセイン染色法の違いによる涙液メニスカス高への影響. あたらしい眼科 2013; 30(12): 102-105.

涙液の可視化

●メニスカス高の観察

　眼瞼と眼表面の間に存在する涙液メニスカス（涙三角）は，眼表面にとって非常に重要な3つの役割をもつ **II-11**。すなわち，メニスカスが正常に形成されないとこれらの機能が損なわれることにつながる。正常ではメニスカスの高さは0.2〜0.3mmである **II-12**，**II-13**。大まかな高さはフルオレセイン染色を用いなくても観察可能であるが，ある程度の定量性をもった観察には染色を併用したほうが正確である。高さの判定を行う場合には，フルオレセイン染色の量を極力少なくすることはもちろんである。一般にメニスカス高と眼表面の涙液量は相関するので，メニスカス高の減少は涙液量の減少を意味する。

　メニスカス観察の意義は，その高さの観察のみではない。メニスカスの形成を妨げるものがあると当然メニスカスの機能も妨げられる。メニスカスを占拠する結膜弛緩症 **II-14**，眼瞼外反などはその典型的な例である。

II-11　涙液メニスカスの3つの機能

①涙液の保持
　メニスカスには，眼表面涙液の約90％が存在する

②涙液の流れ
　瞬目に従って涙液を涙点の方に押し流す

③涙液を分布
　瞬目によりメニスカスから涙液を眼表面に供給する

II-12　正常涙液メニスカス

約0.2〜0.3mmの高さで瞼縁に沿って一定の幅をもつ。

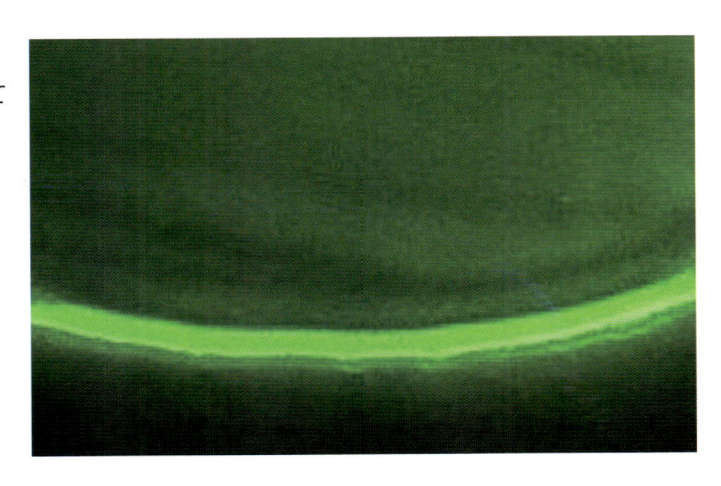

II-13 涙液減少型ドライアイ

涙液メニスカス高の減少を認める。

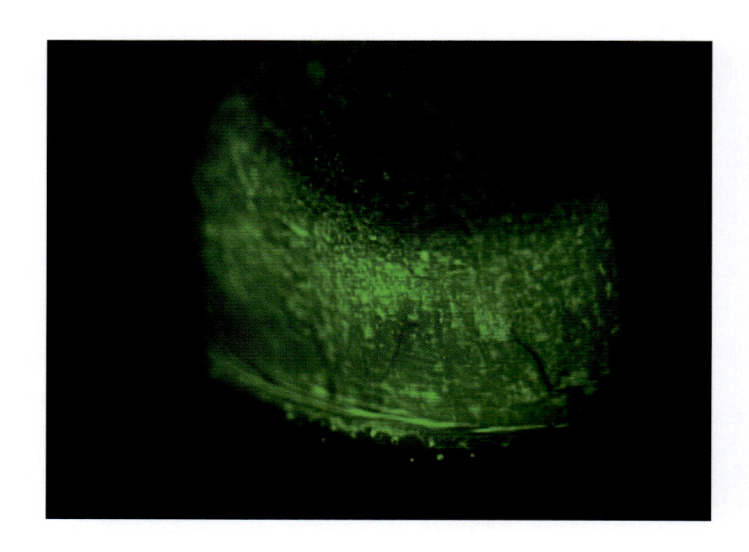

II-14 結膜弛緩症

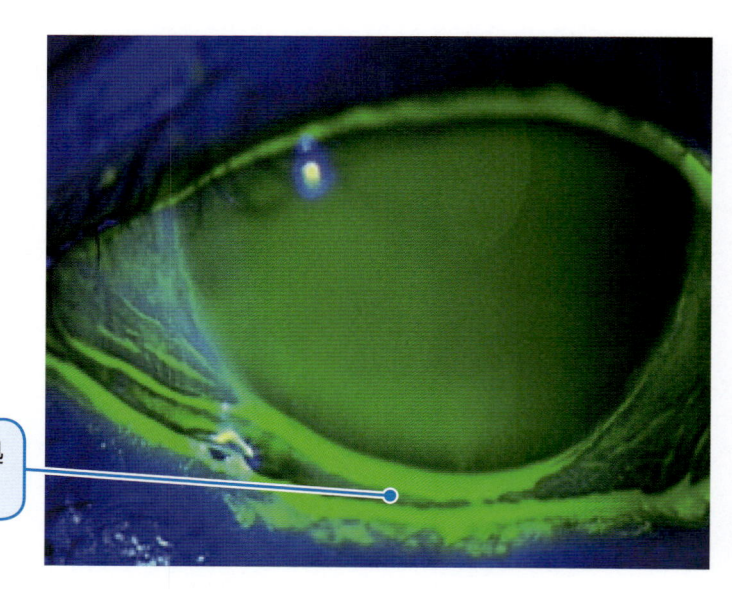

弛緩結膜がメニスカスを占拠
するためにその機能を損なう

●角膜上涙液層の観察

　角膜上に涙液がどのように乗っていて，どのような動態をとっているかは，眼表面に直接的な影響を及ぼす。まず正常者の例をみてみよう。涙液層は開瞼状態では，上下の涙液メニスカスと角膜上の3つのコンパートメントに分かれて存在する。フルオレセイン染色で観察するとこの関係がよくわかる **II-15①**。

　瞬目後に開瞼すると，以下の現象が観察される。

①開瞼後すぐに，涙液の上方への動きがみられる **II-15②**（矢印）。

②数秒後に涙液層の動きが止まる。この状態では，上下の涙液メニスカスと角膜上の涙液層は独立して安定して存在する **II-15①**。

③涙液層のどこかに破綻（dark spot）が生じ，徐々に拡がる **II-15③**。

④正常では，涙液層の破綻が生じる前，あるいは生じてすぐに瞬目が生じる。

　以下これを繰り返す。

　この涙液動態の観察は，フルオレセイン染色の助けがなくては（少なくてもスリットランプでは）不可能であり，その異常所見の把握によるドライアイ診断については III 章で詳しく述べたい。

II-15 涙液層：上下の涙液メニスカスと角膜上の3つのコンパートメント

①上方（ⓐ）メニスカス，下方（ⓑ）メニスカス，および角膜上（ⓒ）の涙液は，各々蛍光の弱いダークバンドを介して存在している。

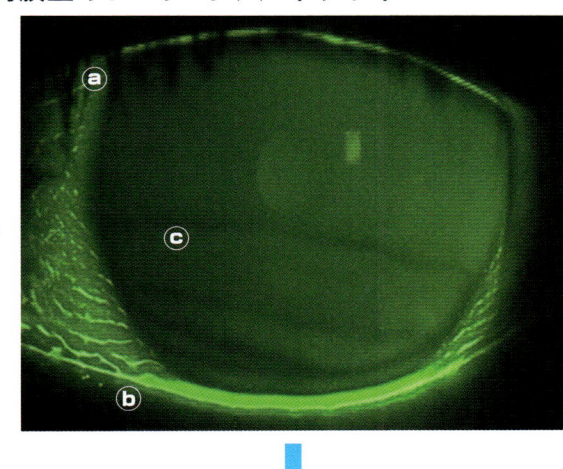

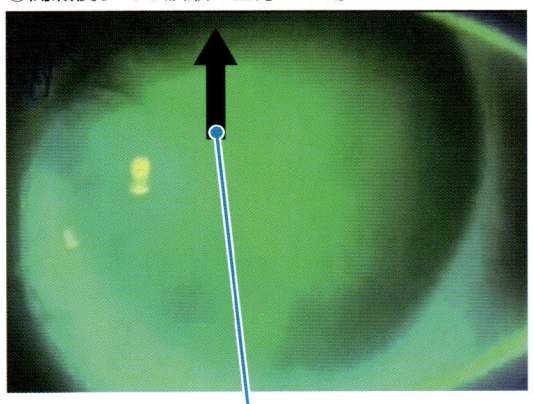

②開瞼後すぐの涙液の上方への動き

開瞼直後に涙液水層は上方に動く

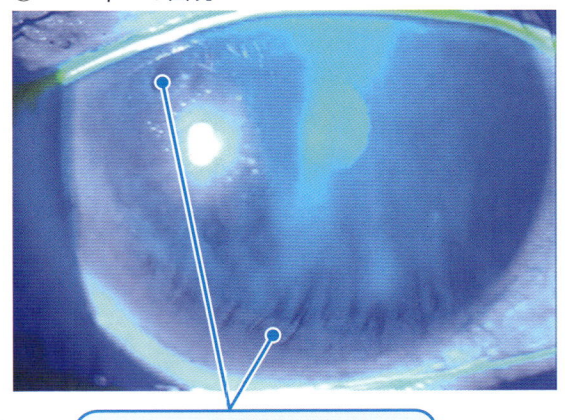

③dark spotの出現

dark spot（涙液層の破綻）

瞬目

●BUT測定

　現在のドライアイ病態の基本的な考え方は，「涙液層安定性の低下」にある。涙液層の安定性に影響を及ぼす因子は数多くあるが，最終的に生じる涙液層の安定化低下が，異物感や乾燥感，視機能低下を生じさせる。涙液異常を検出する方法としては，Schirmer試験に代表される涙液分泌能の測定もあるが，最近はBUTのほうがより重要視されてきている。その理由は，まず1つにはBUT検査の感度が高いことが挙げられる。Ⅱ-16 は，オフィスワーカー672人のBUTとSchirmer値の分布を図示したものであるが，BUTが短縮しているものに比べてSchirmer値が低下している割合がずっと低いことがわかる。言い換えれば，BUTが短縮していればほとんどがSchirmer値の低下も伴っており，前者が少なくてもスクリーニングとしては勝っていることを示している。

　さらに見逃せないのが，BUT検査の非侵襲性と検査時間の短さである。Schirmer試験は，多少なりとも試験紙の接触による刺激を伴う。時間も最低5分かかるのに対し，BUT判定は，まったく非侵襲的で，時間も3回繰り返しても1分未満で終了する。また，特異度の面からもSchirmer試験には問題がある。Schirmer値が低下していれば涙液分泌低下を伴っている可能性が高いが，値が正常であっても分泌能力が正常であるとはいえない。「刺激に対する分泌能力が保たれている」ということを示すだけである。

Ⅱ-16 オフィスワーカーにおけるBUTとSchirmer試験値の分布

BUT短縮（5秒以下）で検出される割合のほうが，Schirmer値の低下（5mm/5分）で検出されるよりずっと多い。

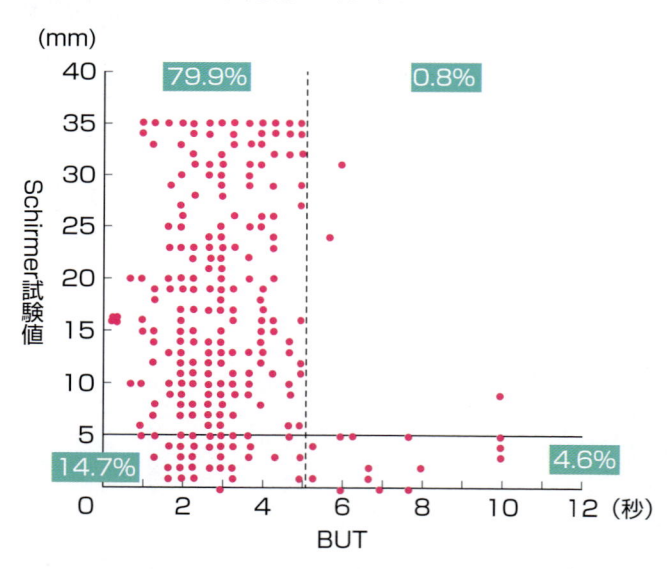

（Yokoi N, Uchino M, Uchino Y, et al: Importance of tear film instability in dry eye disease in office workers using visual display terminals: the Osaka study. Am J Ophthalmol. 2015; 159(4): 748-754. より引用改変）

●ブルーフリーフィルターの活用

　フルオレセインは，コバルトフィルターを通した光を当てることで励起され，黄緑色の蛍光を発する。さらに染色のコントラストを向上させるために，観察側に黄緑色以外の波長をカットするために置くフィルターが，ブルーフリーフィルター（blue free filter；BFF）である。これを用いることで，結膜のフルオレセイン染色なども明瞭に観察できるようになる。現在用いられているスリットランプの多くで装着が可能となっている **Ⅱ-17** 。

Ⅱ-17 BFF

①520nm付近の緑色光を選択的に透過させるフィルターを通して観察することで，鮮明な画像を得る。

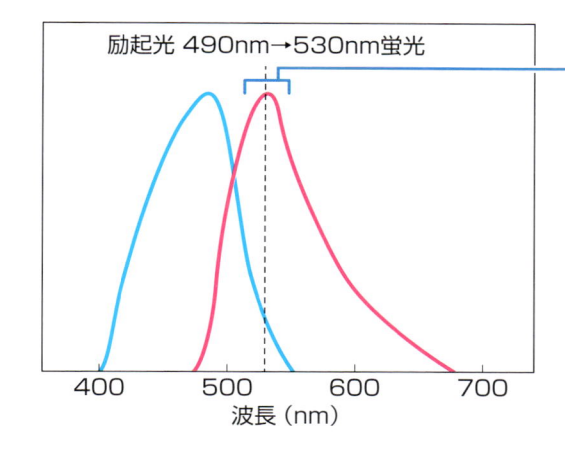

励起光 490nm→530nm蛍光

波長（nm）

> この部分の光を選択的に観察できるようにフィルターを入れる

②BFFなし

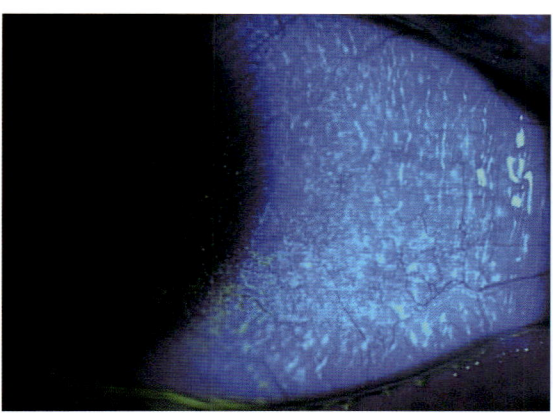

③BFFあり
結膜上皮障害が明瞭に観察される。

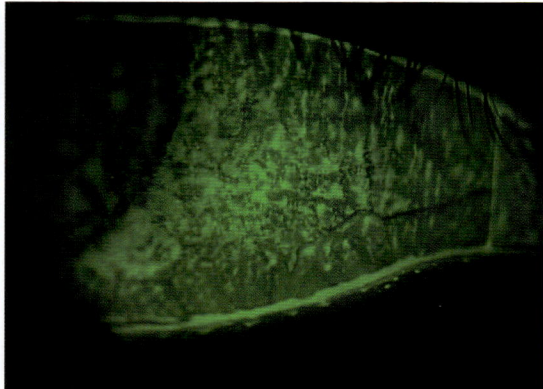

上皮障害の観察

●角膜上皮障害の分布から原因を知る

　ドライアイおよび関連疾患でみられるフルオレセイン染色陽性所見は，SPKである。SPKは，角膜表層上皮が欠損しているが，翼細胞や基底細胞は保たれた状態と考えられる。SPKがみつかったら，その障害部位から原因を推定することを考える。まずは上方，瞼裂部，下方のどこに強いかを観察する。

　典型的な涙液減少型のドライアイでは，瞼裂部での上皮障害が最も強い。外界に露出している部分では涙液層の安定性が保ちづらいためである。そのなかでも角膜中央の下方よりは，最も涙液層が不安定化しやすく上皮障害が起こりやすい。一方で，上方または下方に上皮障害が強い場合には涙液減少以外の要因を考える。この場合の診察の基本は，「上の上皮が悪ければ上を，下が悪ければ下を」重点的に見ることである。

①中央部の上皮障害

　涙液減少以外で角膜中央部に上皮障害をきたす疾患を Ⅱ-18 に示す。これらはいずれも，ドライアイの鑑別疾患として重要なものばかりである。薬剤性障害との鑑別は後述する。神経麻痺性角膜障害や糖尿病角膜上皮症の診断には，全身疾患の既往と，角膜知覚検査が重要である。

Ⅱ-18 角膜中央部に上皮障害をきたす非感染性疾患（ドライアイ以外）

①コンタクトレンズ障害
②薬剤性上皮障害
③神経麻痺性角膜障害
④糖尿病角膜上皮症

中央部を中心に上皮障害を繰り返す

糖尿病角膜上皮症

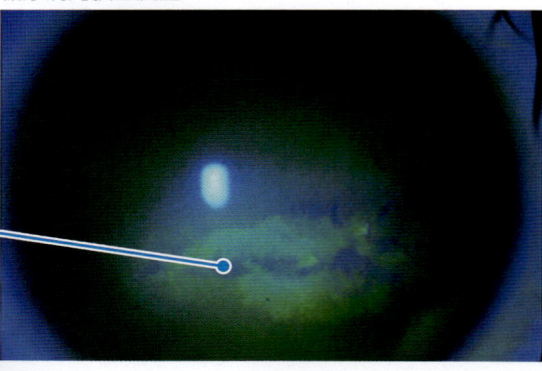

角膜中央部に密なSPKを認めた神経麻痺性角膜炎

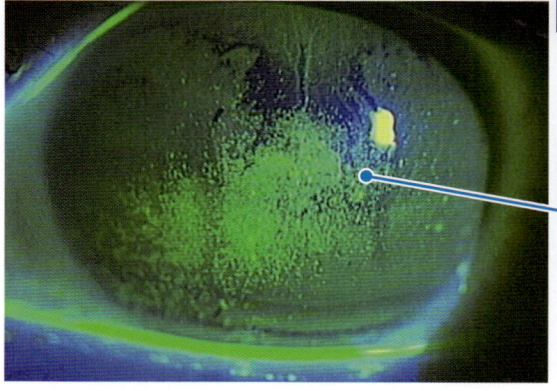

メニスカスの高さから，涙液分泌はある程度保たれていることが推測される

②上方主体の上皮障害

　もともと眼瞼で覆われる角膜上方〜上方球結膜は，上皮障害が最も起こりにくい場所である。ここに障害が出る原因は2つしかない。「摩擦」と「炎症」である。上方主体の上皮障害を生じる疾患を **Ⅱ-19** に挙げる。

Ⅱ-19 上方主体の上皮障害の原因

①異物
②コンタクトレンズ障害
③アレルギー性眼疾患
④SLK
⑤LWE

上方に上皮障害があって，特に擦過傷であれば異物（右図，矢印）がまず疑われる。

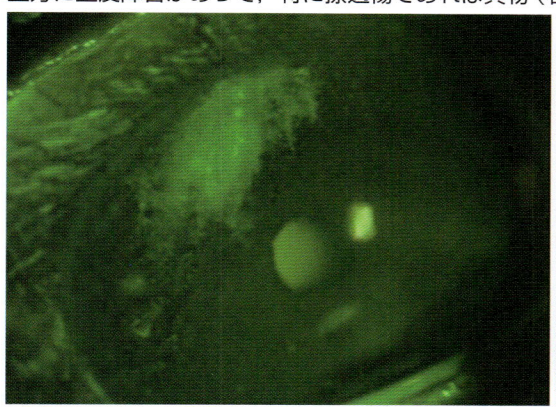
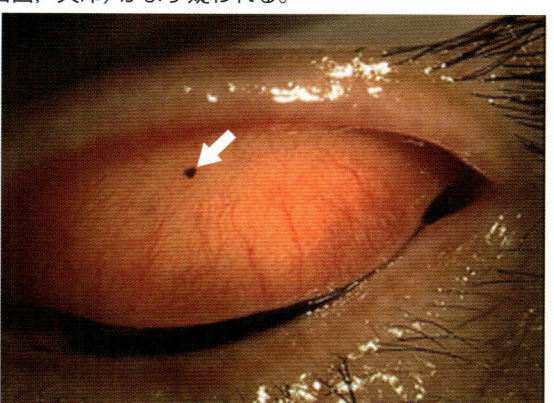

春季カタルに伴うシールド潰瘍。特に小児で角膜中央〜上方の上皮障害をみたら，アレルギー性疾患を疑って瞼結膜を診る。

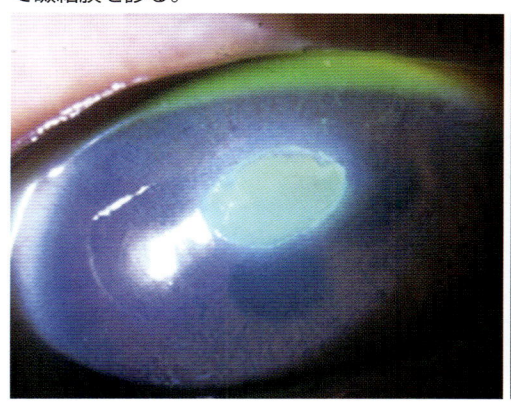
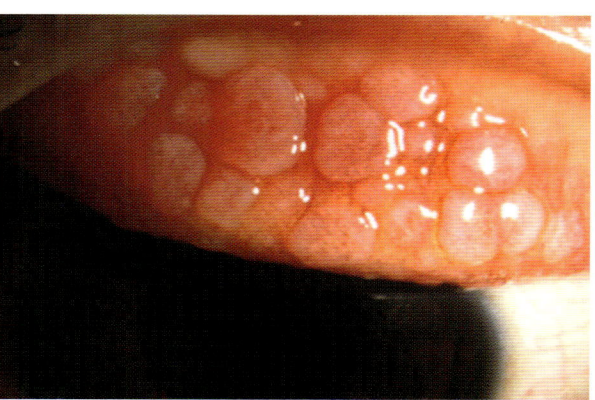

角膜上方〜球結膜は上眼瞼との摩擦が常に生じている部分である。正常では，上眼瞼縁の「lid wiper」とよばれる部分のみが眼表面に接しており，瞬目ごとに車のワイパーのように眼表面を移動する。この部分の上皮が角化すると，恒常的な上皮障害を生じる（LWE→p.122，「Ⅶ-A. lid wiper epitheliopathy（LWE）」参照）。正常ではlid wiper以外の部は眼表面との摩擦にあまり関与しない（両者の間のスペースは"Kessing space"とよばれる：Ⅱ-20）が，球結膜の弛緩があると摩擦が生じる。SLK（p.124,「Ⅶ-B. 上輪部角結膜炎（SLK）」参照）の病態には，この上方の結膜弛緩による上眼瞼との摩擦が関与していると考えられている。

　一方で春季カタルなどの増殖性眼アレルギー疾患では，上方の瞼結膜を場とする強い炎症細胞浸潤が生じており，その結果分泌される細胞傷害性酵素によって上皮障害が生じる。

　以上のことから，上方に上皮障害がみられる場合には，上方の球結膜と瞼結膜の観察が欠かせない。LWEやSLKの観察のためには，フルオレセインなどの生体染色を併用したほうがよい。

Ⅱ-20 Kessing spaceとlid wiper

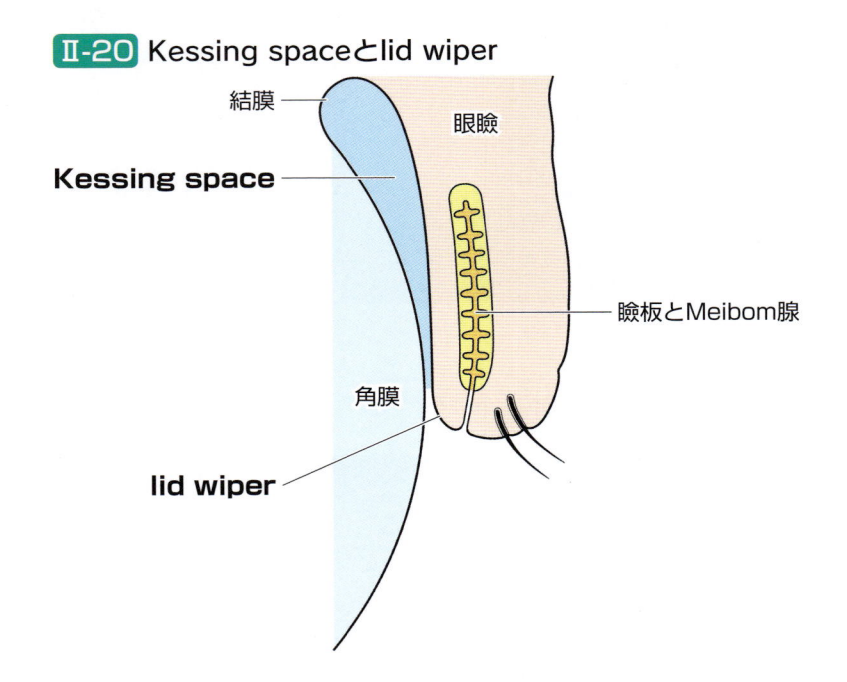

結膜
眼瞼
Kessing space
瞼板とMeibom腺
角膜
lid wiper

③下方主体の上皮障害

下方主体の上皮障害を起こす原因は比較的多い。念頭に置くべき疾患をⅡ-21に示す。

下方主体の上皮障害の観察部位は，まず瞼縁である。瞼縁は涙液メニスカスの形成部位であるので，ここが弛緩結膜で占拠されると涙液分布に異常をきたす。また，MGDや眼瞼炎があると，炎症部位と接することになるので酵素や炎症性サイトカインの影響で上皮障害をきたしうる。閉瞼障害や瞬目不全の際の上皮障害は特徴的であるので，フルオレセインの染色パターンで容易に判定可能である。

Ⅱ-21 下方主体の上皮障害をきたす疾患

①MGD
②眼瞼炎
③結膜弛緩症
④コンタクトレンズ障害
⑤閉瞼障害・兎眼
⑥瞬目不全

不完全瞬目の1例

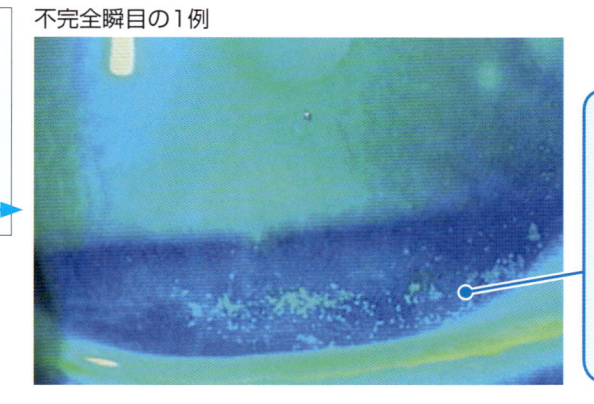

フルオレセイン染色を行うと，涙液で覆われていない部分とそれに一致したSPKが明瞭に描写される

●角膜と結膜の障害パターン

角膜上皮障害のパターンを観察したら，次に結膜上皮障害を観察する。ドライアイではほぼ例外なく，結膜上皮障害の程度のほうが角膜上皮障害よりも強い。双方に上皮障害があるドライアイでも，治療後に残りやすいのは結膜上皮障害のほうである。言い換えれば，ドライアイを疑わせる角膜上皮障害があっても，結膜上皮障害がない場合にはドライアイ以外の疾患を疑うべきであるⅡ-22。その代表的疾患は，薬剤性上皮障害である。他には角膜上皮そのものに異常がある角膜（上皮）ジストロフィ，神経麻痺性角膜症なども鑑別として重要である。

Ⅱ-22 ドライアイと薬剤性障害のSPK分布の違い

ドライアイ：結膜≧角膜　　　　　　薬剤性障害：結膜＜角膜

上皮障害のスコアリング

　治療効果の判定のためには，上皮障害の程度を記録しておくほうがよい。写真でフルオレセイン染色像を記録しておくのもよいが，カルテに半定量的に記載しておくのが簡便である。点状表層角膜症の代表的な半定量化の方法としては，以下の2つが挙げられる。

van Bijsterfeld法

　鼻側球結膜，角膜，耳側球結膜の3つの部に分けて，それぞれの染色の強さを3段階で記載する 図。スリットで見たままに記載したほうがわかりやすいので，右眼なら耳側球結膜/角膜/鼻側球結膜，左眼なら鼻側球結膜/角膜/耳側球結膜の順に，例えば1/1/2，3/0/1のように記載する。染色の強さを決めるにはどうしても主観が入るが，あえて理屈で言えば「染色された点の数」で決める。判定する部位にある陽性染色の数は，染色密度×染色面積で決まるので，後述するAD分類を総合的に判定したもの，と言い換えてもよい。

AD分類

　SPKの範囲（area：A）と密度（density：D）を，それぞれ1〜3段階に半定量的に判定する方法であり，1994年に宮田らによって提唱された。片眼ずつA2D3のように記載する 表。

図 ドライアイの上皮障害スコアリング

耳側球結膜　　角膜　　鼻側球結膜

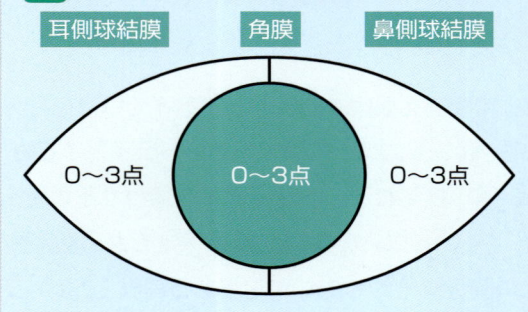

表 AD分類

Area SPKの面積の広がり	A0	SPK がない
	A1	SPK が角膜全体の 1/3 以下
	A2	SPK が角膜全体の 1/3 〜 2/3
	A3	SPK が角膜全体の 2/3 以上
Density SPKの密度	D0	SPK がない
	D1	SPK が疎（染色が離れている）
	D2	D1 と D3 の間
	D3	SPK が密（染色が接している）

（宮田和典, ほか：びまん性表層角膜炎の重症度の分類．臨眼 1994; 48: 183-188. より引用改変）

●特徴的な上皮障害のパターン

　SPK以外にもドライアイや関連疾患でみられる特徴的な上皮障害がある。これらは一度目にすると印象に残り，しかも原因や診断に直結するので眺めておくとよい **Ⅱ-23**～**Ⅱ-26**。

Ⅱ-23 糸状角膜炎
→p.126，「Ⅶ-C. 糸状角膜炎」参照。

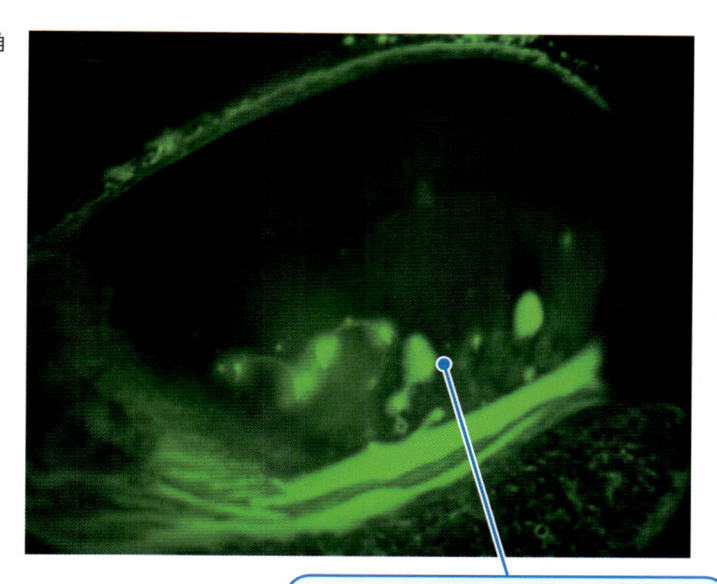

糸状物。眼瞼の陰に存在することが原因を考えるうえで重要な鍵

Ⅱ-24 epithelial crack line
→p.109，「Ⅵ-B. 点眼薬による薬剤性障害」参照。

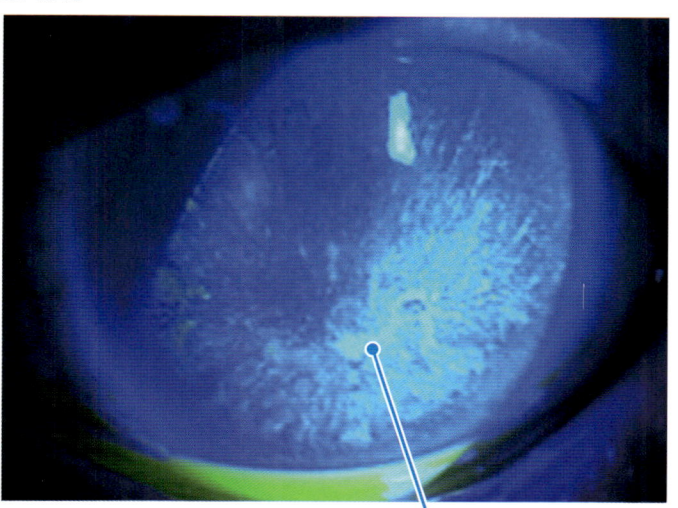

ひび割れのような上皮障害。周辺のSPKを伴う。薬剤性障害でよくみられる

Ⅱ

スリットの上で勝負が決まる

II-25 落屑様SPK

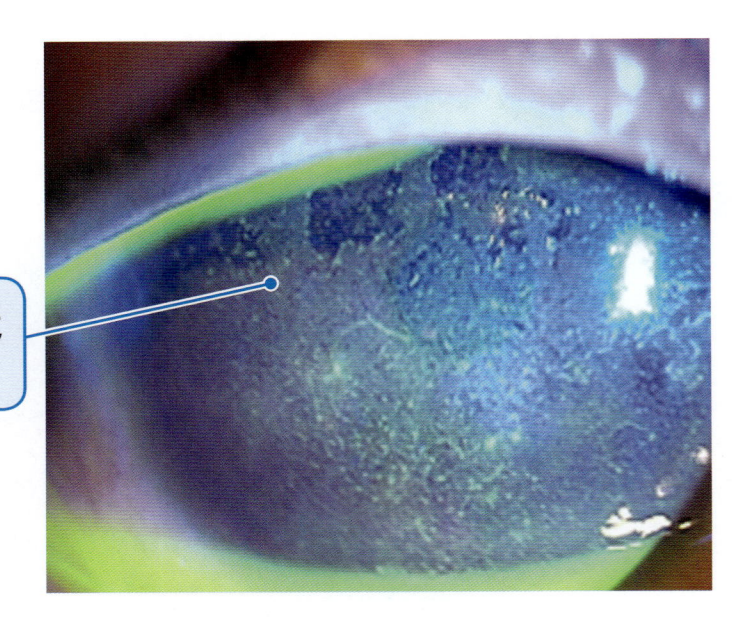

膜様物とSPKを認める。炎症を伴ったドライアイでみられる

II-26 patchy SPK

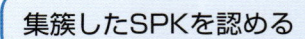
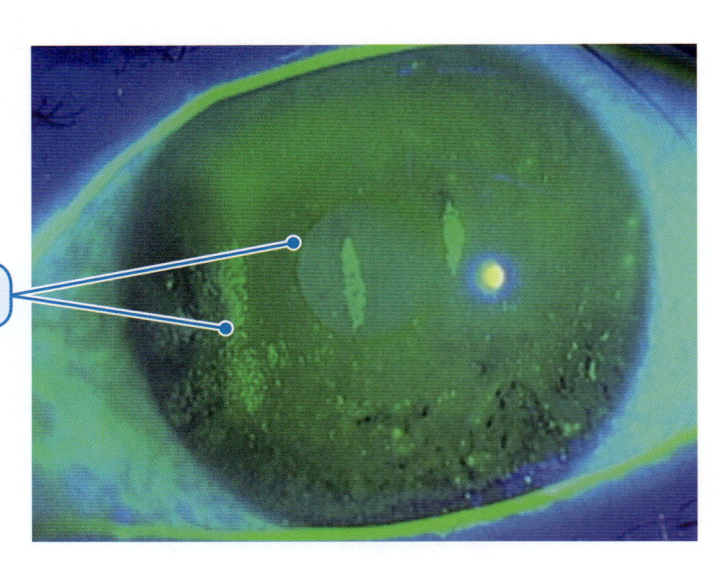

集簇したSPKを認める

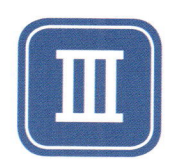

徹底解説!タイプを見極める

Ⅲ-A. ドライアイのタイプ（病態）って何？

　ドライアイの本質的な病因の大半はいまだに不明である。Sjögren症候群などで涙腺組織が破壊された結果，涙液分泌低下が生じることは理解しやすいが，大半のドライアイはそのような組織的な異常をきたさない。現在ドライアイの中心の病態と考えられている涙液層の不安定化にしても，どのようなメカニズムで生じるのかはいまだに仮説の域を出ない。ドライアイは，単一の原因によって生じるというよりは，複数の病態が絡まって形成されている，と考えるのが正しい。

Ⅲ-B. ドライアイを形成する『様々な要因』

　2016年に改定されたドライアイ研究会によるドライアイの定義には，「様々な要因により涙液層の安定性が低下する疾患であり，眼不快感や視機能異常を生じ，眼表面の障害を伴うことがある」とある。でも「様々な要因」については示されていない。ここでは6つの要因をメジャープレイヤーとして取り上げた **Ⅲ-1**。どれが主として関係しているのかを見分けることが，適切な診断と治療方針の決定に結びついていく。以下にこれらを1つずつみていくが，ここで強調したいのが，前章（Ⅱ章）から述べてきたフルオレセイン染色の活用であり，その所見も併せて解説していく。

　具体的には、まず以下の点に注目する。

①上皮障害の有無とその部位
②涙液層ブレークパターン
③涙液分布
④瞼縁の観察

　これら4つのポイントをチェックすることによって，「涙液分布の異常」，「摩擦亢進を引き起こす異常」，「上皮脆弱性」の有無を調べることができる。

涙液層ブレークパターン

　京都府立医科大学の横井則彦教授は，涙液層動態の詳細な観察から，ブレークパターンによるドライアイの原因の判定方法を考案した。この方法は，「涙液減少」，「水濡れ性低下」，「蒸発亢進」というドライアイのパターンを鑑別するのに非常に有用である[1]。これを観察することで，涙液層の各コンポーネント，すなわち「油層」，「水層」，「粘液（ムチン）層」そして上皮細胞のどこに異常の主体があるのかが推測することができ，治療に結びつけることが可能となる **Ⅲ-2**。この考え方が，"tear film oriented diagonosis (TFOD)"，"tear film oriented therapy (TFOT)" に結びついていく重要なポイントである。

Ⅲ-1 ドライアイ，6つの「様々な要因」

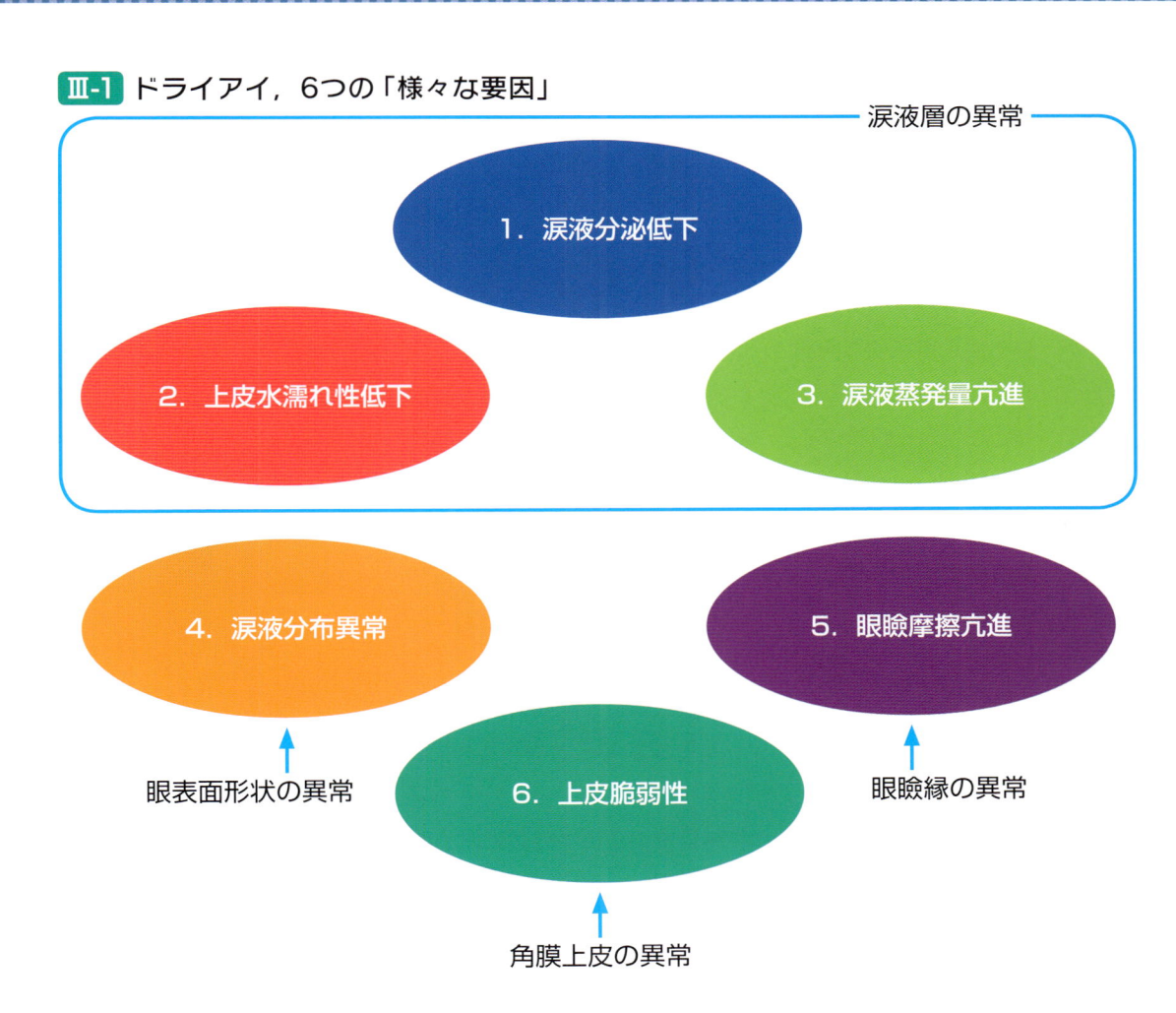

涙液層の異常

1. 涙液分泌低下

2. 上皮水濡れ性低下

3. 涙液蒸発量亢進

4. 涙液分布異常

5. 眼瞼摩擦亢進

6. 上皮脆弱性

眼表面形状の異常

眼瞼縁の異常

角膜上皮の異常

Ⅲ-2 TFOT（眼表面の層別治療）

治療対象		眼局所治療
油層		温罨法，眼瞼清拭 少量眼軟膏，ある種のOTC ジクアホソルナトリウム*
液層	水分	人工涙液，涙点プラグ ヒアルロン酸ナトリウム ジクアホソルナトリウム
	分泌型ムチン	ジクアホソルナトリウム レバミピド
	膜型ムチン	ジクアホソルナトリウム レバミピド
上皮	上皮細胞 （杯細胞）	自己血清（レバミピド）
	眼表面炎症	ステロイド レバミピド**

＊：ジクアホソルナトリウムは，脂質分泌や水分分泌を介した油層進展促進により，涙液油層機能を高める可能性がある。
＊＊：レバミピドは抗炎症作用によりドライアイの眼表面炎症を抑える可能性がある。

監修：ドライアイ研究会

ここではその理論を著者なりに解釈して，日常診療に簡便に応用できるようにまとめてみたい Ⅲ-3 。

　観察のポイントで最も重要なのは，涙液層ブレークのタイミング，すなわち開瞼後の涙液層の動きが止まる前か後か，である。正常者での涙液層のブレークは、開瞼後の涙液層の動きが止まってから生じる（p.35, Ⅱ-15 参照）。瞬目毎にブレークの位置が変わるので"random break"と呼ばれる。涙液蒸発の亢進があるとこれが5秒以下で生じる Ⅲ-4① 。

　一方，動きが止まる前に角膜上の涙液層と下方メニスカスの間で引きちぎられるようにブレークが生じれば，分泌低下による"line break"であり Ⅲ-4② ，分泌低下が高度となるとそもそも涙液層の上方への動きがみられなくなる（area break）。さらに，涙液層の動きが止まる前に，角膜上の涙液層のどこかでブレークが生じる場合は，水濡れ性が低下していると考えられる。高度のものでは開瞼直後に円形のブレークが生じ（spot break），それ以外では伸展中に涙液層の厚い部分でブレークが生じる（dimple break）Ⅲ-4 。各々のパターンについては、以下のドライアイタイプ別の解説で詳しく述べる。

　ブレークパターン観察の実際上の注意点には以下の3点をあげることができる。

①とにかく最小限のフルオレセイン溶液を使用して観察する。

②同じ人でも瞬目ごとに異なるパターンを呈することがあるので，数回繰り返して最も優位なものを取り上げる。

③あまり強く閉瞼すると，Meibom腺内容物の圧出や結膜弛緩の関与が大きくなるので，「軽く」閉瞼させてから開瞼させて観察する。

Ⅲ-3 涙液層ブレークパターンの見分け方

涙液層破綻の要因	軽症，中等症	重症	ブレークの生じるタイミング	その他の鑑別のポイント	その他の特徴
分泌減少	line break	area break	涙液層の動きが止まる前にブレーク	・line breakでは下方に線状のブレーク ・area breakでは涙液の動きがみられない	・瞼裂部の上皮障害 ・低いメニスカス
水濡れ性低下	dimple break	spot break	涙液層の動きが止まる前に涙液層の厚いところでブレーク	ブレークが急速に拡がる	・上皮障害が少ない割に自覚症状が強いことが多い
蒸発亢進	random break	random break	涙液層の動きが止まってからブレーク	ブレークの拡がりがゆっくり	・正常者と同じパターン

Ⅲ-4 涙液層ブレークパターン

①random breakのメカニズム

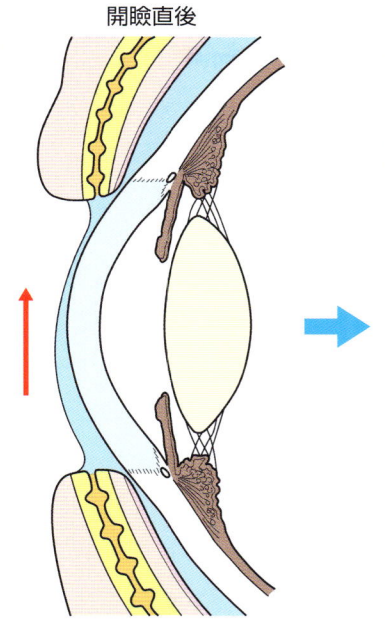

開瞼直後は上方の涙液層が薄く，数秒かけて上方に移動する。

開瞼直後

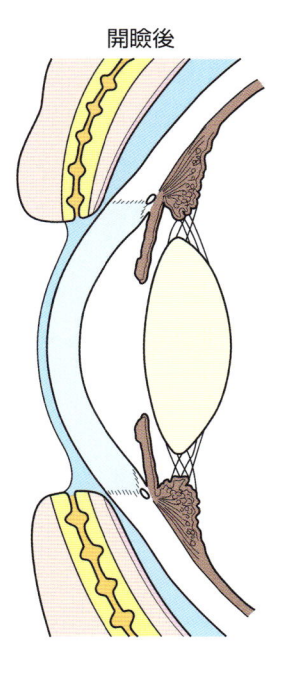

正常では，いったん涙液層の動きが止まり，さらに開瞼を続けるとbreak-upがどこかに生じる（random break）。

開瞼後

②line breakのメカニズム

元々の涙液量が少ないと，涙液層の上方移動時に下方涙液メニスカスの陰圧に引っ張られてブレークが生じる。

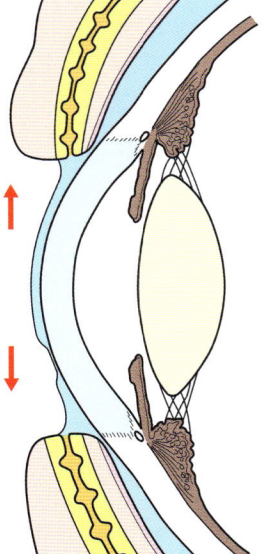

涙液層の上方移動↑

下方メニスカスの陰圧↓

③dimple breakのメカニズム

涙液層の上方伸展の途中で，上皮の水濡れ性低下のためにブレークが生じる。

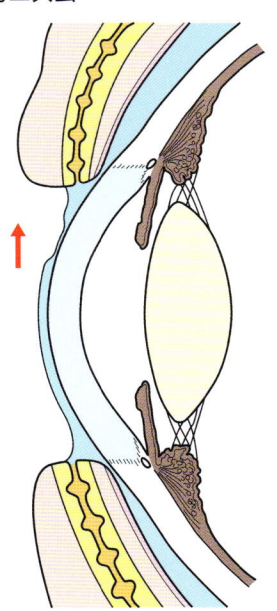

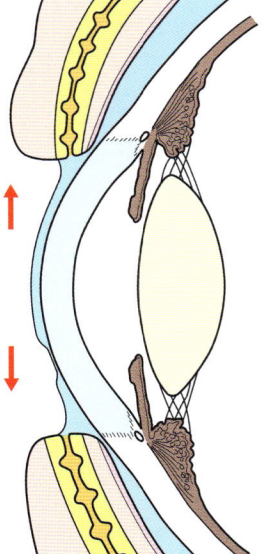

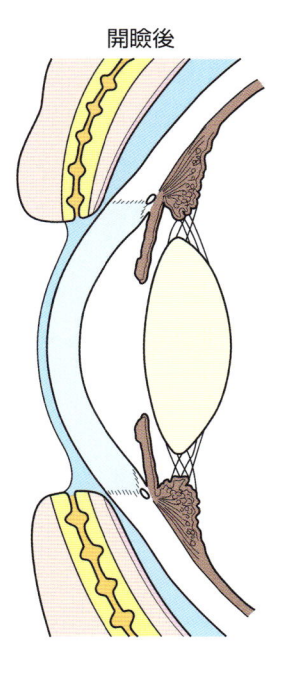

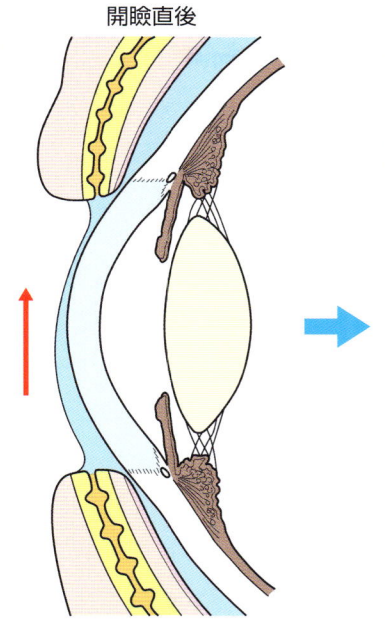

涙液層の異常

1. 涙液分泌低下

「涙液量減少型ドライアイ」の原因であり，英語では "aqueous-deficient type" と表記される。

　分泌減少を引き起こす原因は，次の3つに分けられる。

①涙腺の組織破壊を伴うもの

②涙腺から眼表面への導涙障害によるもの

③それ以外のもの

　Sjögren症候群や瘢痕性角結膜症に伴う重症ドライアイは，①ないし②によるもので，強い角結膜上皮障害を生じることが多い。これに対して③は，明らかな組織異常がないにもかかわらず分泌量の低下が生じているものであり，日常的に遭遇するのはこのパターンが最も多い。スリットランプで観察すると，涙液メニスカスの低下を認め，上皮障害を角膜下方から中央の瞼裂部に認めることが多い Ⅲ-5 。

Ⅲ-5 涙液減少型ドライアイ

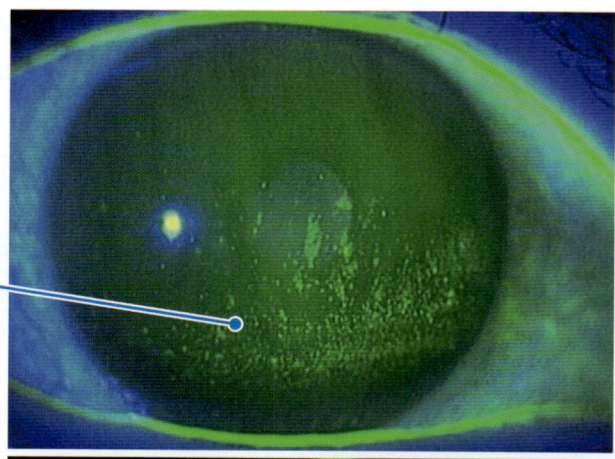

角膜下方のSPKを認めることが多い

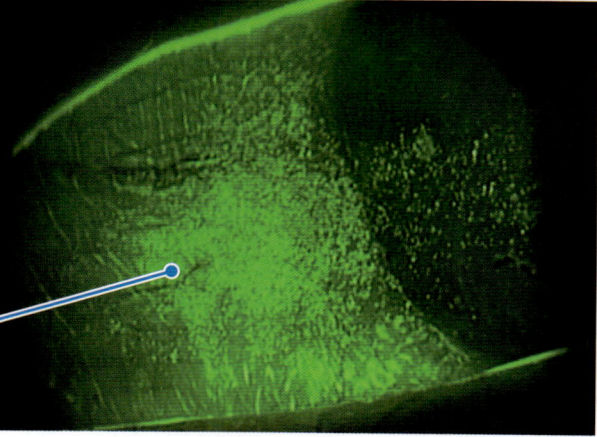

球結膜の瞼裂部に上皮障害を認めることが多い

涙液減少型ドライアイのブレークパターンは特徴的で，開瞼後上に引き上げられた涙液層の動きが止まる前に下方で線状の破綻が生じる Ⅲ-4② ， Ⅲ-6 。この部は，下方の涙液メニスカスと角膜上の涙液層の双方に引っ張られて破綻が生じやすい部位であり，涙液量が少ないことでこれが顕在化する。上方に引き上げられる動きの途中で生じるので線状の形態を生じる。これがみられれば，他の涙液検査を施行しなくても眼表面の涙液量が少ない，すなわち涙液減少型のドライアイであることがわかる。涙液減少が高度になると，瞬目によっても涙液層の動きが明瞭でなくなり，瞼裂部に沿った高度の上皮障害を示すようになる（area break） Ⅲ-7 。

Ⅲ-6 涙液減少型ドライアイ

下方の線状の涙液層破綻（line break）が認められる。

開瞼後の涙液上方移動

涙液メニスカスによる毛管圧により下方に引かれる

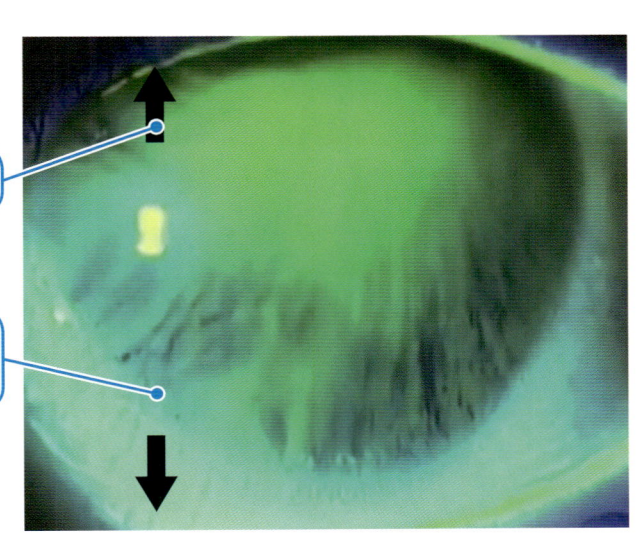

Ⅲ-7 高度の涙液減少例

瞬目に伴う涙液の動きを認めず，強い上皮障害がみられる

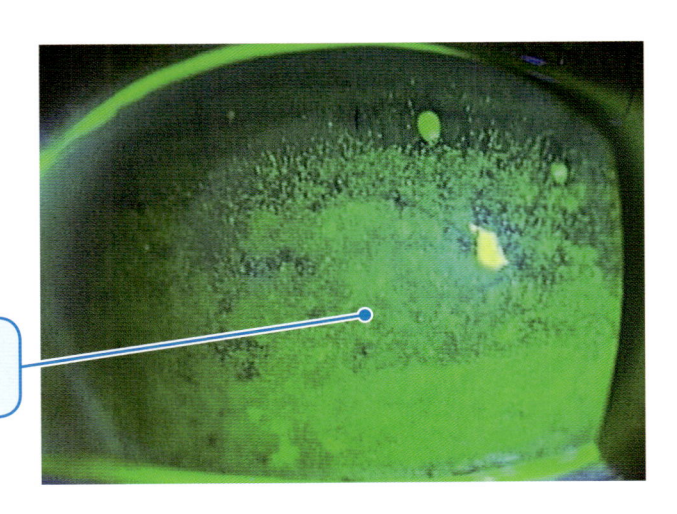

2. 上皮水濡れ性低下

　本来疎水性である細胞表面に涙液が乗るためには，表面を親水性に変える『膜型ムチン』が必要である。角結膜上皮には，細胞表面にMUC16，MUC4などの膜型ムチンが発現しており，このおかげで細胞表面と涙液の親和性が向上している **Ⅲ-8**。何らかの原因でこの膜型ムチンの発現が低下すると，涙液がうまく乗らなくなる。膜型ムチンの発現制御についてはまだ不明な点が多いが，慢性炎症の関与も推測されている。

　スリットランプで観察すると，瞬目時に角膜表面に塗りつけられる涙液が均一に分布せず，水が弾かれたようなスポットが生じたり，上方伸展の途中で本来涙液層が厚いはずの部位で破綻が生じたりする **Ⅲ-3③**，**Ⅲ-9**，**Ⅲ-10**。また，涙液層の破綻が急激に拡大したりすることも特徴の1つである **Ⅲ-11**。上皮障害はそれほど強くないことが多いが，光学的特性の低下から視機能の不安定化を生じやすい。分泌低下型が典型的な涙液の異常とすれば，水濡れ低下型は膜型ムチンの発現低下を含む上皮側の異常と考えることができる。

Ⅲ-8 角結膜上皮の膜型ムチンの発現

このお陰で細胞表面と涙液の
親和性が向上している。

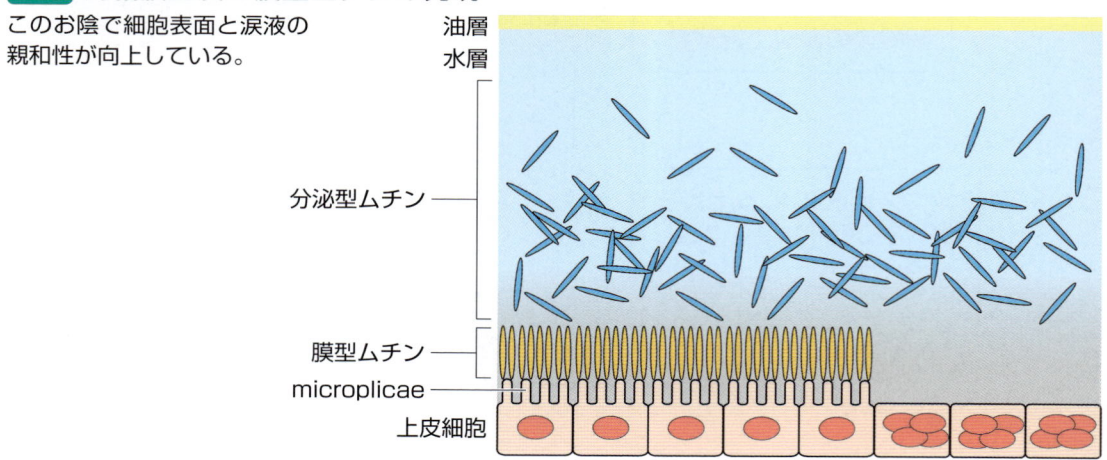

Ⅲ-9 水濡れ性低下型ドライアイ

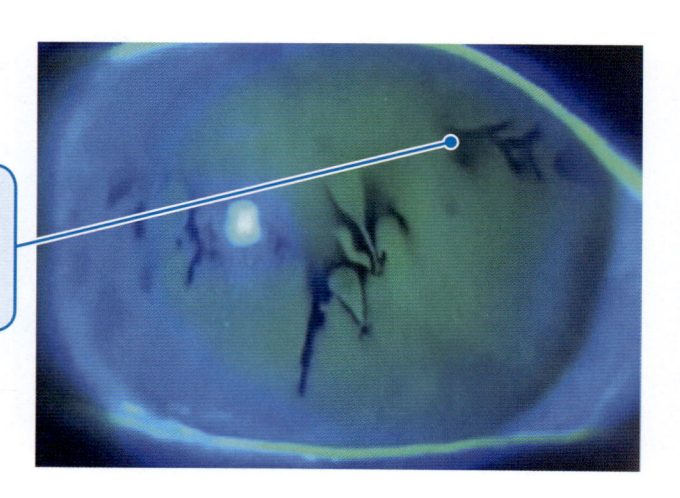

涙液層の上方移動の途中，上皮
の水濡れ性低下のために涙液層
の厚い部分でブレークが生じる
（dimple break）

Ⅲ-10 水濡れ性低下型ドライアイ

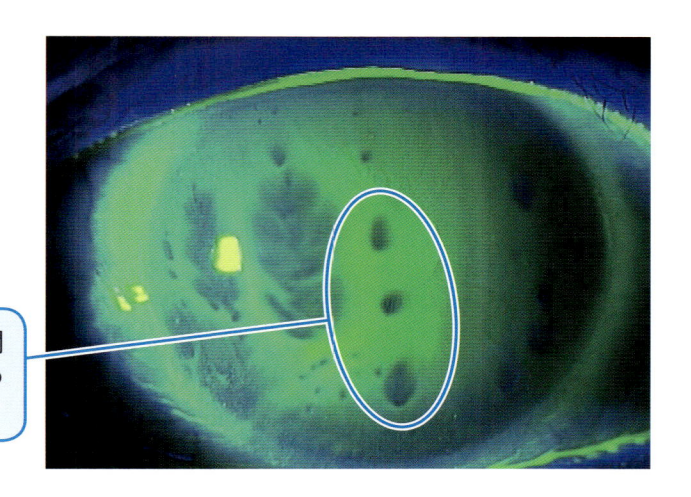

さらに水濡れ性の悪い例では，開瞼直後に円形のブレークが生じる（spot break）

Ⅲ-11 水濡れ性低下型ドライアイ

①開瞼2秒後。

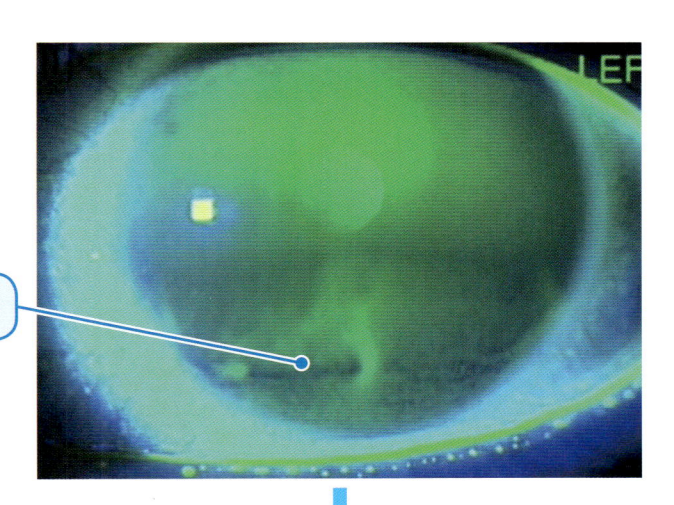

下方にdark spot出現すると…

②その3秒後には角膜下方全体に拡がる。

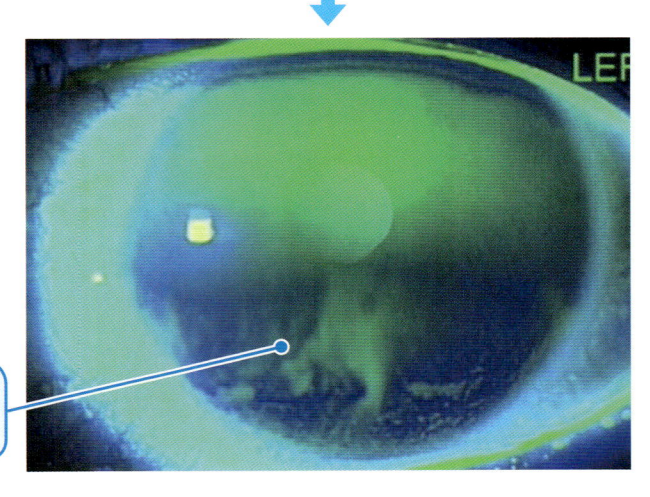

角膜表面がまるで水を弾くように挙動するのが特徴

3. 涙液蒸発量亢進

　正常でも開瞼を続けていると涙液層の破綻が生じ，これは涙液層表面からの蒸発によって生じる。この蒸発が亢進して涙液が十分な時間眼表面にとどまらないものが「蒸発亢進型ドライアイ」である。涙液脂質や分泌型ムチンが涙液蒸発にかかわると考えられており，MGDなどで蒸発亢進が生じると考えられているが，異論もある。このタイプのブレークパターンの特徴は，「開瞼後の涙液層の動きが止まってから生じる」ことである。ブレークは涙液層のどこからでも生じ，瞬目ごとに違う部位から生じることが多く，そのbreakもゆっくりとしか拡がらない Ⅲ-12 。このタイプでは，涙液分泌量にも上皮の水濡れ性にも大きな異常がないことが示唆される。

Ⅲ-12 蒸発亢進型ドライアイ

①開瞼4秒後。

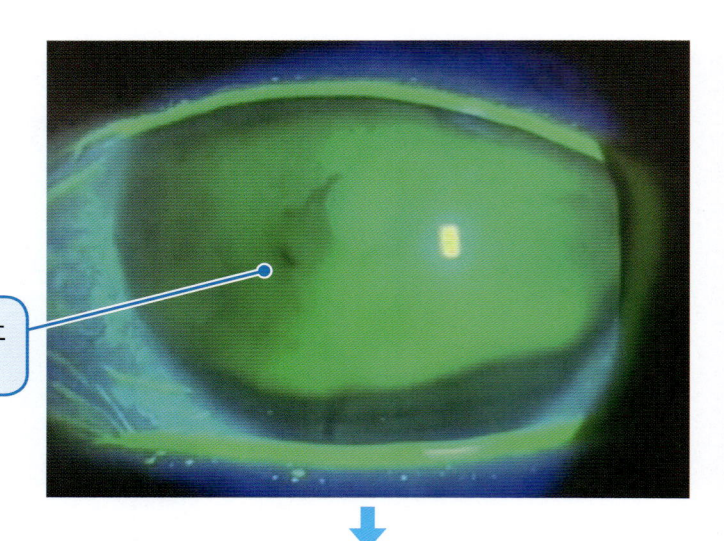

涙液の上方移動が完全に止まってからブレーク出現

②その4秒後。

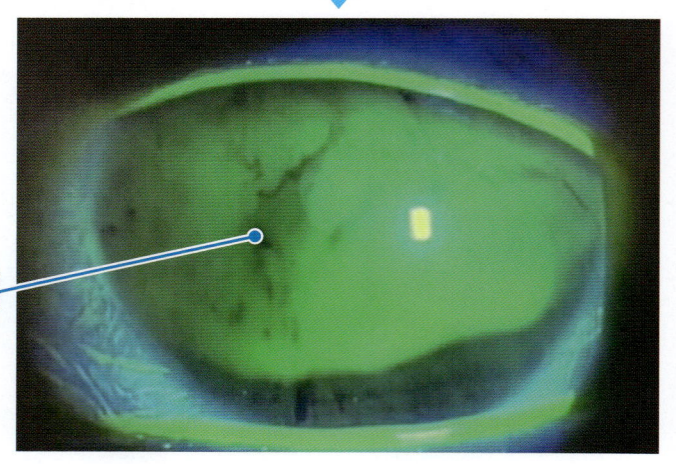

ブレークはゆっくり拡がる

● 涙液層の異常をきたす3要因には序列がある！

　誤解されることも多いが，涙液の3つの異常すなわち「分泌量低下」，「水濡れ性低下」，「蒸発量亢進」は，その重要性には明らかな差がある。3つのなかでは「分泌量低下」が他の2つに比べてより眼表面への影響が大きいのである。例えば，同じような水濡れ性低下や蒸発亢進をもった眼であっても，涙液量が多い眼では臨床的な異常を引き起こさないが，分泌量が低下している眼ではわずかな異常でも障害を引き起こしうる。治療を考える場合でも，極端な話し上下に涙点プラグを施行して涙液量を増やせば，水濡れ性低下や蒸発亢進に伴う上皮障害の大半はカバーされてしまう（現実には流涙などの負の側面があるので実行は難しいが）。いわば「量は質を凌駕する」のである Ⅲ-13 。

Ⅲ-13 量は質を凌駕する！

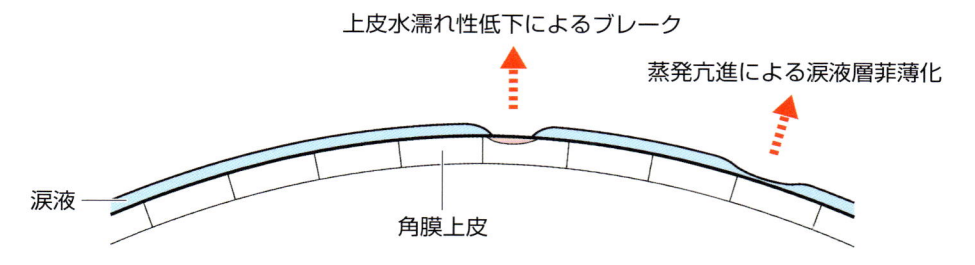

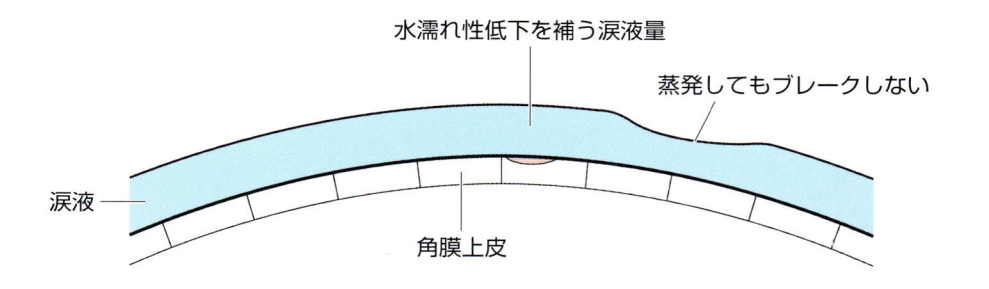

4. 涙液分布異常

　せっかく十分な量の涙液が分泌されても，瞬目・閉瞼の異常や眼表面の凹凸によって涙液が均一に分布しないことがある。極端な例としては兎眼が挙げられ，下方の角結膜に涙液が行き渡らなくなる。フルオレセイン染色後に観察すると，常に同じ部位に涙液が分布せず，その原因が眼表面の隆起や瞬目に起因することから判断が可能である。原因として考えるべき疾患を **Ⅲ-14** に挙げる。

　分布異常の原因となる「異所性メニスカス」の概念は，眼表面における涙液の役割を理解するうえで重要である。涙液が貯留してメニスカスを形成するのは，「隆起物の周辺」である。よって眼表面の凹凸があるとそこには本来存在しないメニスカスが現れる。メニスカスが形成されると，周囲の涙液はそちらに引っ張られるので菲薄化し上皮障害が生じやすくなる **Ⅲ-15**。局所的な浸潤を伴わない（非感染性）上皮障害をみたときには，異所性メニスカスの関与を疑う必要があり，そのためにフルオレセイン染色を活用する **Ⅲ-16**。最も典型的にみられる異常は結膜弛緩症であるが，それ以外でも眼表面に隆起がある場合はどこでも出現しうる **Ⅲ-17**。このタイプは，涙液分泌量や上皮の水濡れ性にかかわらず出現することがあり，いわば「部分的ドライアイ」ともいうべき病態を形成する。分布異常によるドライアイ（上皮障害）の治療は，原因の除去が基本となる **Ⅲ-18**。

Ⅲ-14 涙液の分布異常をきたす疾患

瞬目の異常 ・顔面神経麻痺 ・瞬目回数の低下（知覚低下，集中を要する作業など） ・眼瞼の変形
眼表面の局所隆起を伴う疾患 ・結膜弛緩症 ・翼状片 ・瞼裂斑 ・結膜囊胞 ・結膜浮腫 ・濾過胞 ・（ハード）コンタクトレンズ装用 ・角膜手術・縫合後

Ⅲ-15 異所性メニスカス形成と涙液分布不全の模式図

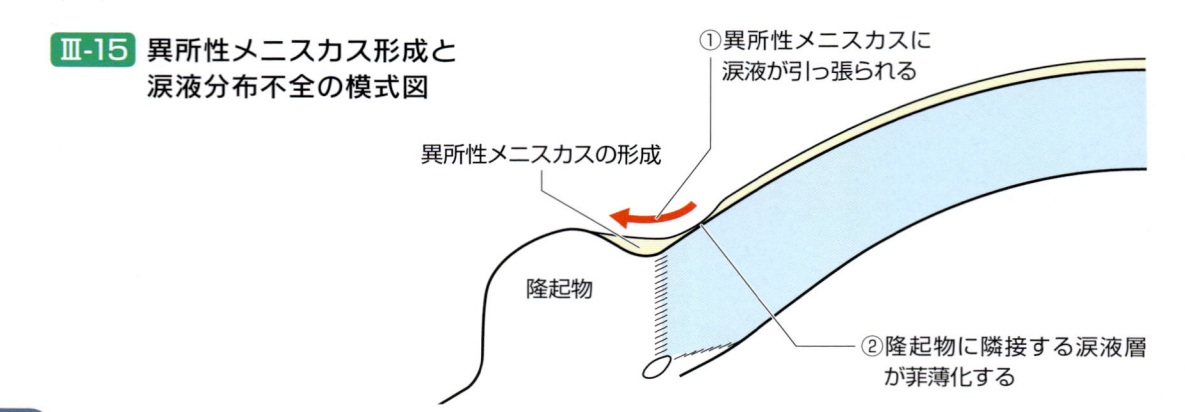

①異所性メニスカスに涙液が引っ張られる

異所性メニスカスの形成

隆起物

②隆起物に隣接する涙液層が菲薄化する

Ⅲ-16 結膜嚢胞の角膜側に形成された異所性涙液メニスカス（→）

そのため角膜実質の菲薄化（delle）が形成された（▶）。

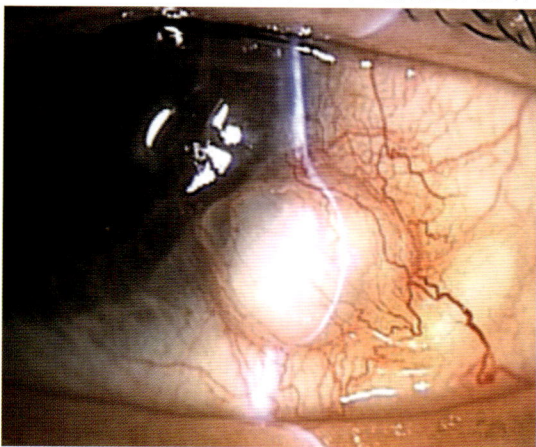
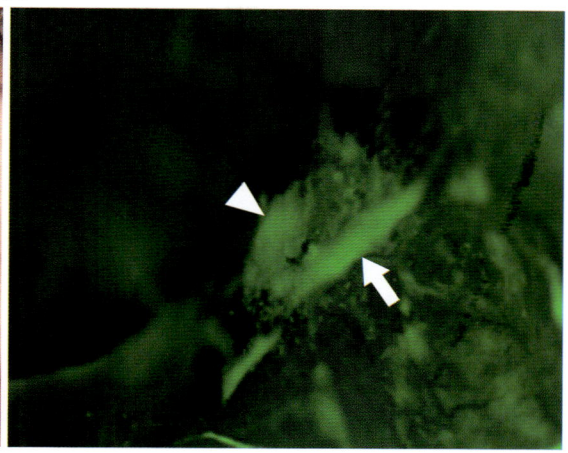

Ⅲ-17 翼状片頭部にみられた異所性メニスカスと隣接する涙液層の菲薄化

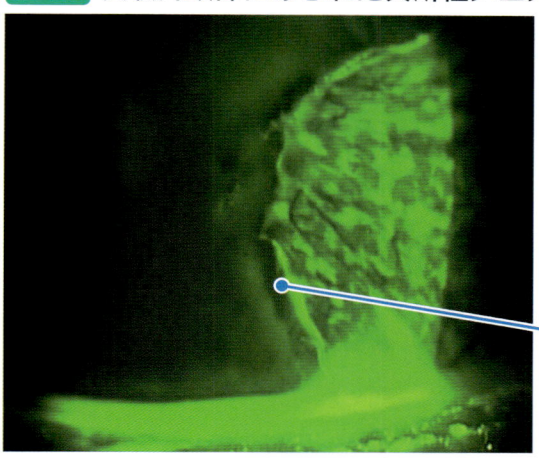

翼状片頭部の角膜よりに涙液層の薄い部分（dark band）がみられる

Ⅲ-18 角膜移植後の遷延性上皮びらん

①縫合部に形成された異所性涙液メニスカスが原因と考えられた。

②同じ症例。抜糸によって上皮障害も改善した。

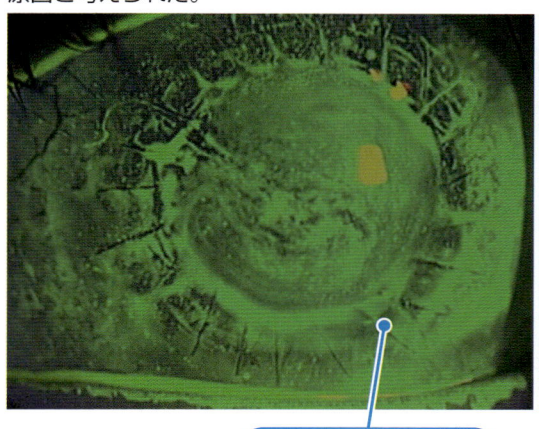
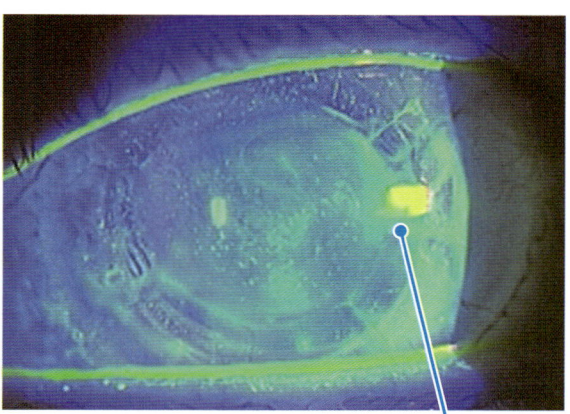

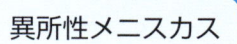
異所性メニスカス

メニスカス消失

5. 眼瞼摩擦亢進

　眼表面は眼瞼縁と常に接しており，瞬目ごとに摩擦が生じている。眼瞼縁と角結膜が正常に接することは，眼表面の異物や老廃物の除去，涙液のターンオーバーのために必要なことであるが，一方で摩擦が亢進することで上皮に障害を及ぼすことも起こりうる。摩擦亢進が関係している眼表面疾患を **Ⅲ-19** に示す。摩擦が原因の眼表面の異常は，その原因の除去が基本となるが，各疾患によってそれ以外の対処法が有効な場合もある（後述）。

Ⅲ-19 摩擦亢進が関係する眼表面疾患

- ・眼瞼内反
- ・眼瞼変形（外傷，手術後など）
- ・SLK
- ・結膜弛緩症
- ・LWE
- ・コンタクトレンズ装用に伴う上皮障害の一部
- ・巨大乳頭性角結膜炎

6. 上皮脆弱性

　涙液側に異常がなくても，上皮の脆弱性が強いと上皮障害が生じ，これが涙液の上皮との接触を阻害してドライアイを生じさせる。この病態では，ブレークパターンに特徴的な所見はないが，上皮障害の分布が角膜上皮にほぼ限局していることと，原因となる異常が病歴などで明らかとなることで鑑別が可能である。具体的な疾患として頻度が高いのは，三叉神経麻痺，糖尿病，薬剤性上皮障害などが挙げられる **Ⅲ-20** ， **Ⅲ-21** 。

Ⅲ-20 三叉神経麻痺にみられた慢性の上皮障害

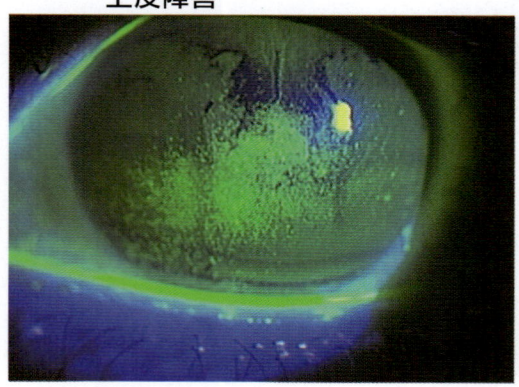

Ⅲ-21 糖尿病での上皮びらん

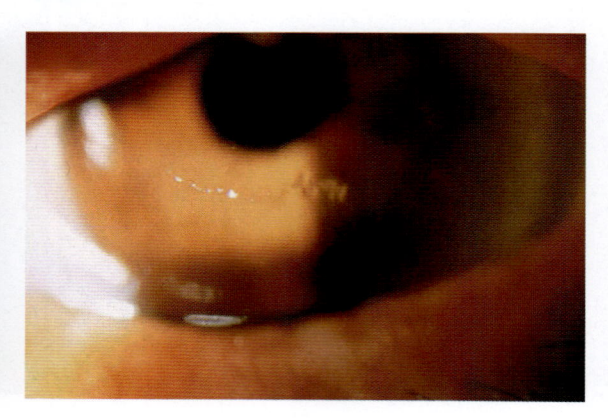

Ⅲ-C. 6大要因とドライアイの関係

これまで述べてきた6つの因子は，涙液層安定性の低下（＝ドライアイ）を生じさせ，そのために眼不快感，視機能低下，上皮障害などを引き起こす要因となる。これをまとめたものを図示し **Ⅲ-22**，これらとドライアイの関係を考えるうえで留意が必要な点を述べる。

①多くの場合は複数の要因が関係している

6つの要因のうちの1つが単独でかかわっていることはむしろまれで，多くの場合は複数の要因が関係している。

②複数の要因に絡む異常がある

Ⅲ-22 を見てもらうとわかるが，複数の要因に関係する疾患や状態が存在する。「炎症」，「コンタクトレンズ」，「加齢」，「薬剤」などはその代表である。

③1つの要因が，他の要因を引き起こすことがある

例えば涙液分泌量の低下は，ムチン発現を低下させ，水濡れ性低下を引き起こすことが起こりうる。

このようにクリアーカットにドライアイを形成する要因を1つに絞ることは容易ではないが，そのなかでも主に関係している要因を探ることは，治療計画を考えるうえで重要である。

Ⅲ-22 ドライアイの6つの因子のまとめ

- ・薬剤
- ・涙腺開口部閉塞
- ・Sjögren症候群
- ・炎症？
- ・加齢
- ・知覚低下（LASIK後，糖尿病，三叉神経麻痺，β遮断薬，NSAID）

- ・瘢痕性角結膜上皮症
- ・炎症？
- ・ストレス？
- ・Sjögren症候群
- ・三叉神経麻痺

- ・MGD
- ・低温・低湿度
- ・瞬目減少
- ・コンタクトレンズ

分泌量低下 → 水濡れ性低下　　蒸発亢進

涙液層安定性低下（＝ドライアイ）

分布異常　　　摩擦亢進 → 上皮脆弱

- ・瞬目・眼瞼の異常
- ・結膜弛緩症
- ・翼状片・瞼裂斑
- ・結膜浮腫・嚢腫・濾過胞
- ・コンタクトレンズ
- ・角膜手術・縫合後

- ・眼瞼異常
- ・SLK
- ・結膜弛緩症
- ・LWE
- ・コンタクトレンズ

- ・三叉神経麻痺
- ・糖尿病
- ・薬剤性上皮障害
- ・加齢
- ・コンタクトレンズ

Ⅲ章　文献

1) Yokoi N et al: Classification of Fluorescein Breakup Patterns: A Novel Method of Differential Diagnosis for Dry Eye. Am J Ophthalmol 2017; 180: 72-85.

検査法とそのポイント

ドライアイの検査法は，概念の変化や機器の進歩によってどんどん新しいものが産み出されている。そのなかには広く臨床に応用されているものもあれば，研究において有用なものもある。

　本章では，目的別に検査法を紹介するとともに，臨床的にドライアイ診療に有用なもの（臨印）と研究の面で有用なもの（研印）を1〜3の個数で表した。本書は臨床的に有用なものを重視しているので，特殊な研究目的の検査の詳細については省いている。さらに今後の発展が特に期待されるものは✿印をつけた。

　これらの印は，著者の独断に基づくものであり，今後の進歩によって容易に変わりうるものであるため，あくまで目安として捉えてほしい。

Ⅳ-A. 角結膜染色

検査の意義
- 角結膜上皮障害の分布と程度を調べる。
- フルオレセイン染色の意義や用い方についてはこれまでに詳しく述べたので（Ⅱ章，p.28〜32），本章ではそれ以外の染色液について述べる。

検査方法
- 検査液を少量眼表面に加えて染色状態をスリットランプで観察する。
- 染色液によってフィルターが必要なものと必要ないものに分けられる。

臨 ローズベンガル

- 古くよりドライアイ診断に用いられている染色法である。
- フルオレセインのようなフィルターは必要なく，陽性の場合は紅色に染色される。
- フルオレセインは上皮バリアー機能が低下しているときに陽性になるのに対し，ローズベンガルはムチンに覆われていない上皮細胞を染色する Ⅳ-1。
- Sjögren症候群の診断基準では，上皮障害を判定する主たる検査として取り上げられており，角膜，鼻側および耳側結膜併せて9点満点で判定するいわゆる「van Bijsterveldスコア」で3点以上が陽性となる Ⅳ-2， Ⅳ-3。
- ローズベンガルには光毒性があり，特に染色陽性者で強い刺激感を覚えるものが多い。
- 検査後も眼表面や周囲に赤い染色が残ることを気にする患者さんがおり，日常診療ではやや使いづらい面がある。また，現在市販の溶液や試験紙はなく，独自で手に入れる必要があることも実臨床での使用を難しくしている。

Ⅳ-1 ローズベンガル染色の概念

ローズベンガルは，ムチンで覆われていない角結膜上皮細胞を染色する。

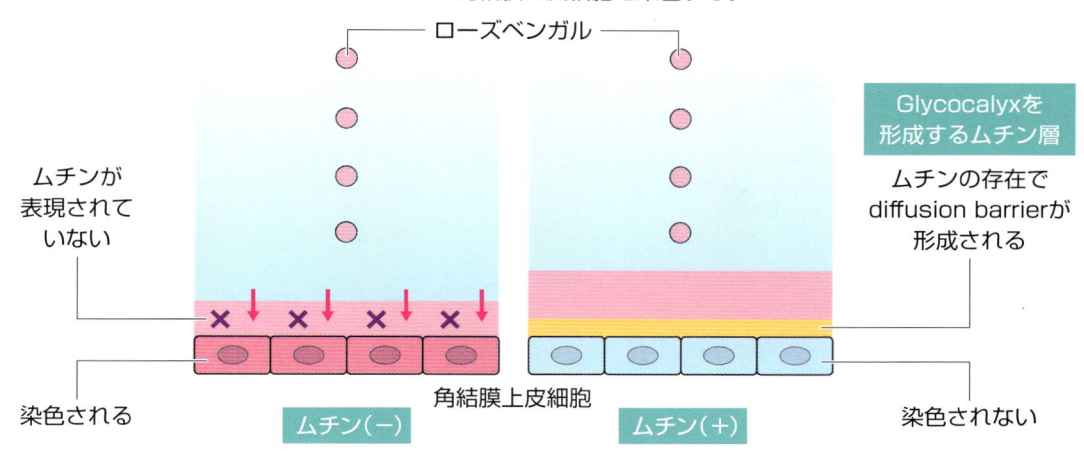

ローズベンガル

Glycocalyxを
形成するムチン層

ムチンが
表現されて
いない

ムチンの存在で
diffusion barrierが
形成される

染色される

ムチン（－）

角結膜上皮細胞

ムチン（＋）

染色されない

Ⅳ-2 Sjögren症候群（SjS）改訂診断基準

1. 生検病理組織検査で次のいずれかの陽性所見を認めること
   A）口唇腺組織でリンパ球浸潤が1/4mm²当たり1focus以上
   B）涙腺組織でリンパ球浸潤が1/4mm²当たり1focus以上
2. 口腔検査で次のいずれかの陽性所見を認めること
   A）唾液腺造影で stage Ⅰ（直径1mm以下の小点状陰影）以上の異常所見
   B）唾液分泌量低下（ガムテスト10分間で10mL以下，またはサクソンテスト2分間2g以下）があり，かつ唾液腺シンチグラフィーにて機能低下の所見
3. 眼科検査で次のいずれかの陽性所見を認めること
   A）Schirmer試験で5mm/5min以下で，かつローズベンガルテスト（van Bijsterveldスコア）で陽性
   B）Schirmer試験で5mm/5min以下で，かつ蛍光色素（フルオレセイン）試験で陽性
4. 血清検査で次のいずれかの陽性所見を認めること
   A）抗SS-A抗体陽性
   B）抗SS-B抗体陽性

診断
以上1，2，3，4のいずれか2項目が陽性であればSjögren症候群と診断する。

（厚生労働省研究班，1999年）

Ⅳ-3 Sjögren症候群にみられた ローズベンガル染色像

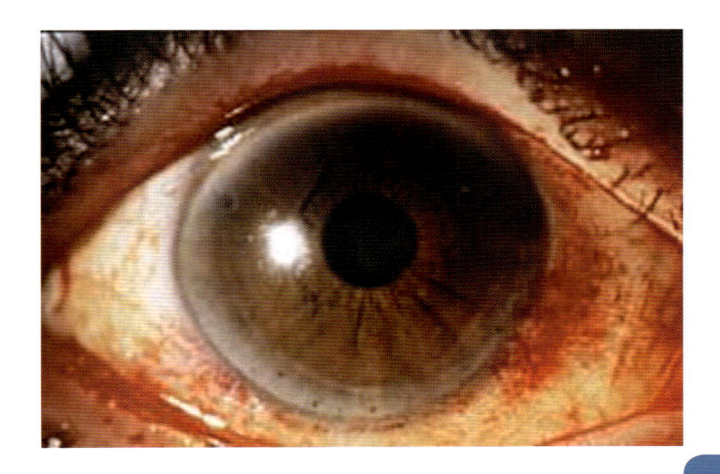

臨 臨 リサミングリーン

- ・リサミングリーンは，細胞膜が障害された細胞を青緑色に染色する。
- ・刺激が少なく観察に特別なフィルターを必要としない点が利点である。
- ・スコアリングとしては，van Bijsterfeld法が一般に用いられる。
- ・アメリカでは専用の試験紙が入手可能であるが，わが国での入手方法が定まっていないことが普及への足かせとなっている **IV-4**。

IV-4 リサミングリーンによる染色像

①涙液減少型ドライアイにおける
瞼裂部の染色

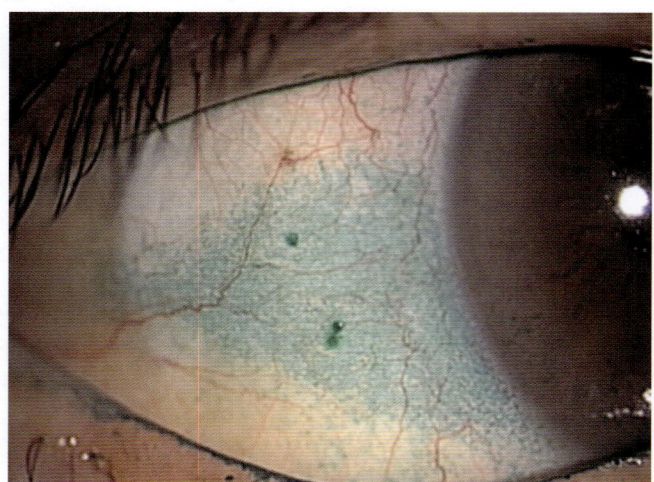

②LWEにおける瞼縁の染色

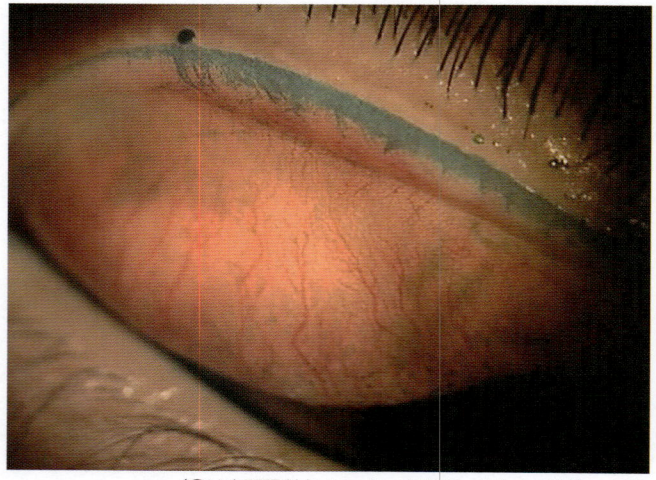

（②は吉野眼科クリニック　吉野健一先生のご厚意による）

Ⅳ-B. 涙液量測定

㊫㊫㊫ **Schirmer試験**

　　　　　Schirmer試験Ⅰ法
　　　　　Schirmer試験Ⅰ法のバリエーション
　　　　　Schirmer試験Ⅱ法

涙液貯留量測定法
　　　　　㊫ 綿糸法
　　　　　㊫㊫ ストリップメニスコメトリー
　　　　　◆研◆研 メニスコメトリー
㊫㊫◆研◆研⭐ 前眼部OCT

検査の意義

・涙液の分泌量，および眼表面の涙液量を測定する。
・限界がある点は以下に述べるが，ドライアイの原因を検索するうえでの重要性は十分に有している。

検査の方法

・眼表面に存在する涙液を吸着させて定量する方法と，画像的に涙液メニスカスに存在する涙液量を計測する方法がある。

㊫ ㊫ ㊫ Schirmer試験

・言わずと知れた涙液分泌量測定法の代表であり，1903年に発表されて以来今日に至るまで使い続けられた歴史をもつ。しかし，その結果の解釈は必ずしも正しく理解されているとはいえず，さまざまな測定法のバリエーションがあり，どういった方法で測定されたものかも考慮する必要がある。

・Schirmer試験は，基本的には涙液分泌量を測定する検査法である。

・涙液分泌には，刺激がなくても分泌される「基礎分泌」と眼表面刺激や情動の変化に伴って分泌される「反射性分泌」の2種類がある。

・Schirmer試験はその検査法のバリエーションによってこの両者をどの程度測定するかに違いがある **Ⅳ-5**。ただし，基礎分泌と反射性分泌の区別は多分に概念的であり，基礎分泌も侵害受容体からの軽微なシグナルに反応して制御されているという近年の研究結果に合致しない面もある。

Schirmer試験Ⅰ法

オリジナルのSchirmer試験法である。

結膜嚢内の涙液を軽く拭った後，試験紙の端を折り曲げて角膜中央よりも外眼角よりの瞼縁に引っ掛ける。開瞼状態を保たせ自由瞬目下で試験紙を5分間留置し，折り曲げた部分からの濡れた部分の長さを記録する **Ⅳ-6** 。

Schirmer試験は，三叉神経，顔面神経，副交感神経，および涙腺からなる「涙液分泌ループ」のどこに異常があっても試験値が低下する。そのため，眼表面の異常時の修復能力の程度を測定することができる **Ⅳ-7** 。

一方でSchirmer試験は，再現性に乏しいことと患者にある程度の苦痛を与えることが欠点である。

Schirmer試験Ⅰ法のバリエーション

Schirmer試験の結果に影響を及ぼしうるバリエーションとして，以下の2点がある。

①点眼麻酔薬の使用

・Schirmer試験施行時の刺激を軽減するために，点眼麻酔薬を使用して検査を行うやり方があり「Schirmer試験Ⅰ法変法」と記載されることが多い。

・**Ⅳ-5** に示すように，反射性分泌が抑制されるために基礎分泌を主に反映すると考えられる。

・そのため，検査のカットオフ値が麻酔を使用しない場合に比べて2/3，すなわち3mm程度になるといわれている。

・しかし点眼麻酔を使用しても反射性分泌が完全に抑制されるわけではない点に注意が必要である。

②自由瞬目か閉瞼か

・オリジナルの方法では自由瞬目で検査を行うが，瞬目に伴う試験紙の刺激で反射性分泌が亢進することを抑えるために，閉瞼させて測定するやり方もある。

・原法とのカットオフ値の違いについては明らかでないが，反射性分泌もある程度反映されるので，同じカットオフ値が用いられることが多い。

Schirmer試験Ⅱ法

・いわゆる「鼻刺激Schirmer試験」のことである。

・Schirmer試験施行時に鼻粘膜を綿棒などで刺激する。このことで反射性分泌を誘発することができるが，涙腺の器質的な異常や導管の閉塞などでは分泌がみられない **Ⅳ-5** 。

・高度の涙液分泌低下がみられる際に，器質的な異常があるかどうかを判定するために用いられる。

IV-5 涙液の基礎分泌・反射性分泌と各Schirmer試験の意義

基礎分泌	反射性分泌

Schirmer試験I法変法

Schirmer試験I法

Schirmer試験II法

IV-6 Schirmer試験I法

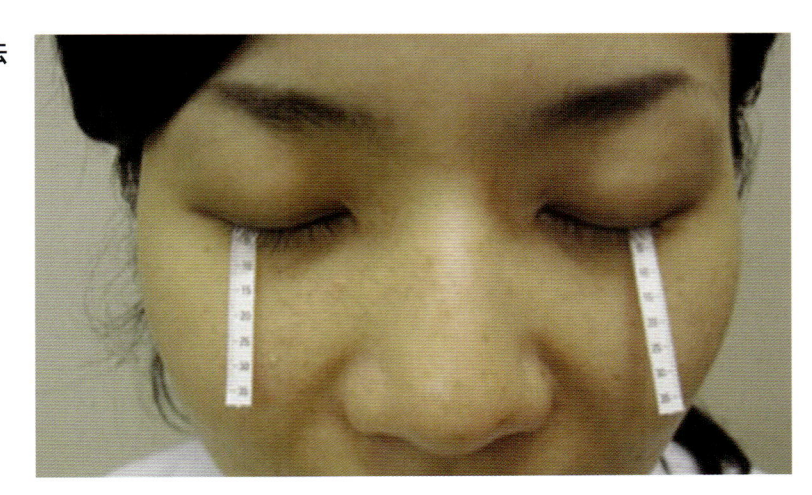

IV-7 涙液分泌のreflex loop

Schirmer試験は，この経路のどこに異常が
あっても検出できる。

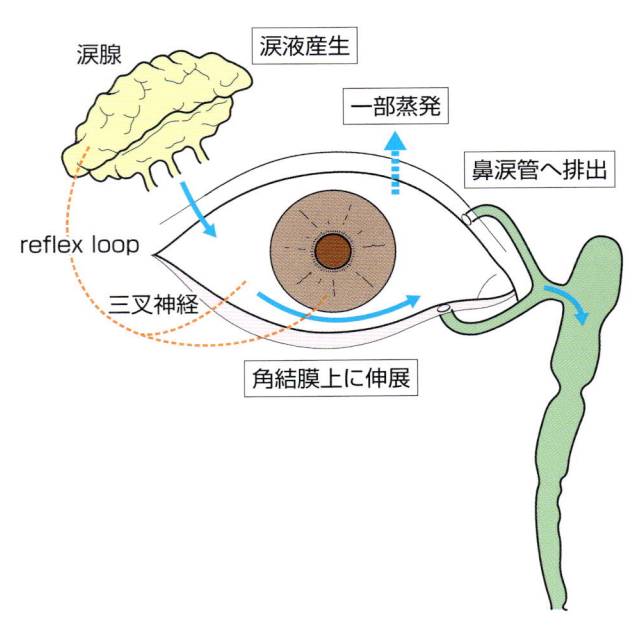

涙腺

涙液産生

一部蒸発

鼻涙管へ排出

reflex loop

三叉神経

角結膜上に伸展

涙液貯留量測定法

　Schirmer試験のほか，涙液メニスカスの貯留涙液量を測定する試験がある。

　涙液メニスカスには眼表面の涙液の80〜90%が貯留していると考えられるので，メニスカスの測定は眼表面全体の涙液量を反映すると考えられる。

　一方で，眼瞼外反や導涙系の異常がある場合には，涙液貯留量と涙液分泌能の乖離が生じること，および結膜弛緩症では正確な測定が難しいことは注意を要する。

　従来より，スリットランプでメニスカスの高さを測定する方法があり，フルオレセイン染色を併用するとより詳細な観察が可能となる。0.2〜0.3mmのメニスカス高が正常とされ，涙液分泌低下例では高さが減少する**IV-8**，**IV-9**。

　涙液貯留量の測定には，メニスカスに貯留した涙液を吸着してその量を測定する方法（綿糸法，ストリップメニスコメトリーなど）と，非侵襲的に画像でメニスカスの涙液量を計測する方法（メニスコメトリー，前眼部OCTなど）がある。

IV-8 正常涙液メニスカス
下方には0.2〜0.3mmのメニスカスが観察され，上方のメニスカス高はそれよりも低い。通常下方のメニスカス高で判断する。

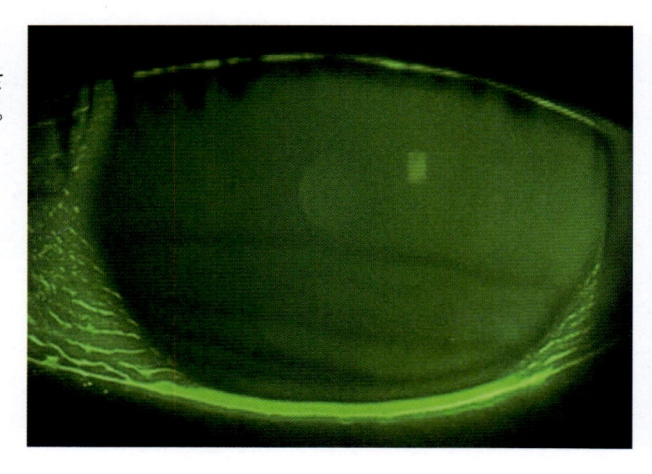

IV-9 涙液減少型ドライアイの一例
涙液メニスカス高は低下しており，下方の角膜上皮障害を伴っている。

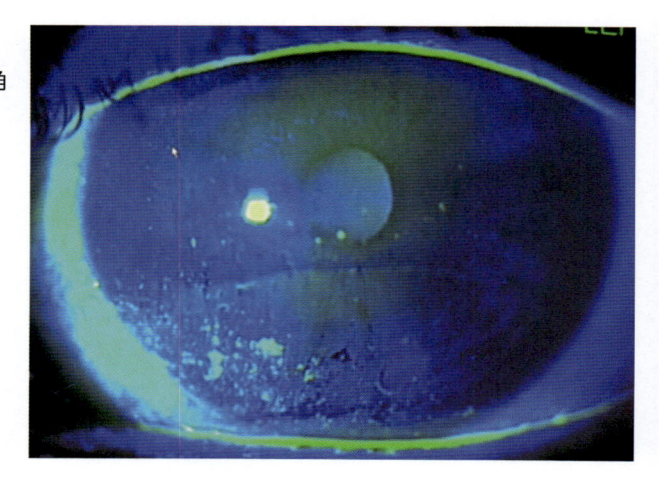

臨 綿糸法

> **検査の意義**
> ・メニスカスに貯留する涙液量を測定する。
> ・短時間で非侵襲的に測定できることが利点である。
> **検査の方法**
> ・以下に詳述する。

・pH指示薬であるフェノールレッド糸を用いる **IV-10**。そのため「フェノールレッド法」とよばれることもある。

・試験糸を瞼縁に引っ掛けて，15秒間で吸着される涙液量を測定する。涙液で濡れた部分は赤く染色される。

・20mmがドライアイ判定のカットオフ値として用いられている。

・涙液分泌能を厳密には反映しないが，スクリーニングとしては有用である。

・糸自体は目盛りがなく，また伸縮性があるため長さを測定するには他の器具を当てる必要がある。

IV-10 綿糸法

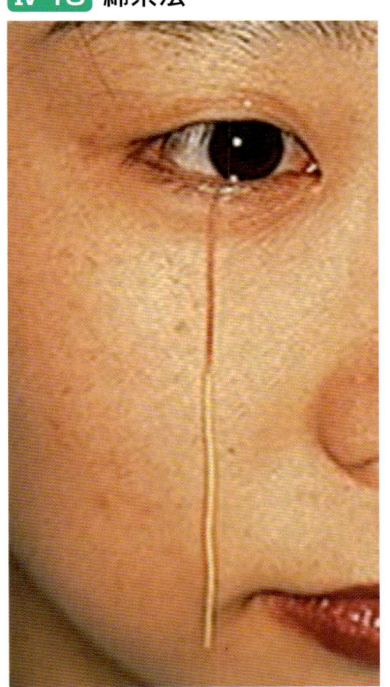

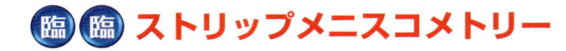 **臨 臨 ストリップメニスコメトリー**

> **検査の意義**
> ・涙液メニスカスの涙液量を測定する。
> **検査の方法**
> ・専用の器具をメニスカスに触れさせて5秒間で吸着される量を測定する。

・ストリップメニスコメトリーは，涙液メニスカスの涙液を専用の吸収剤に吸着させて貯留量を測定する検査法である。

・吸収剤はニトロセルロース，レーヨン，アセテート，親水性ポリエーテルスルホンからなり，中央に溝が施され毛細管現象によって涙液が吸引できるようになっている。

・測定値を明確にするため先端部からある距離をおいて天然青色1号が付けられている。

・安定して把持できるように吸着剤を挟むようにして支持部がついているものは「ストリップメニスコメトリーチューブ（SM Tube®）」ともよばれる **IV-11**。

・測定は非麻酔下で行い，被験者は正面視した状態で下方涙液メニスカスに支持部を5秒間触れさせ，吸着された涙液の長さを測定値とする **IV-12**。

・4mm以下をカットオフ値とすると，83%の感度，58%の特異度があることが報告されている[1]。

IV-11 SM Tube®

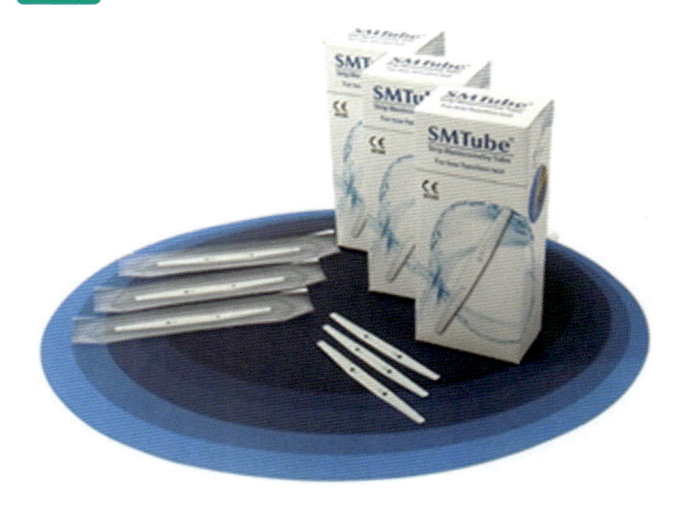

(http://www.astonixlife.com/contents/
smtude/smtude-pic1.jpgより)

IV-12 ストリップメニスコメトリーでは，涙液で濡れた部分が青く染色される

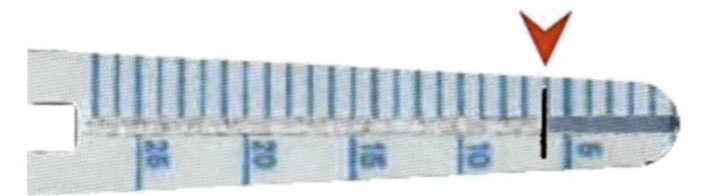

(http://www.iogen.fi/files/2016/11/
20235370-J3LJ2.jpgより)

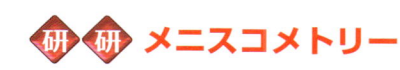 **メニスコメトリー**

> **検査の意義**
> ・涙液メニスカスに存在する涙液貯留量を測定する。
> ・非接触的に測定できるのが利点である。
> **検査の方法**
> ・以下に詳述する。

・スリットランプに取り付けた水平縞模様を下方の涙液メニスカスに投影して，観察された横縞の幅からメニスカスの曲率半径を計算，貯留涙液量を判定する方法である[2]。
・ビデオカメラで反射像をとらえることで鮮明な像を得やすくなった（ビデオメニスコメーター）。

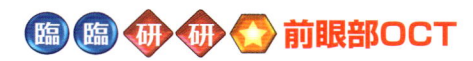 **前眼部OCT**

> **検査の意義**
> ・涙液メニスカスの涙液量を測定する。
> **検査の方法**
> ・通常のOCTと同様に撮影を行う。

・スリットランプによるメニスカス高の測定が，正面から涙液メニスカスを観察するのに対し，前眼部OCTではメニスカスの断面像から解析を行う **Ⅳ-13**。
・前眼部OCTでは近赤外光を用いるので，撮影に伴う光刺激を生じさせない。
・涙液メニスカスの高さ，面積，曲率，容積などが指標として得られる。
・結膜弛緩症や眼瞼の変形がある例ではうまく測定できない場合がある。
・中央部の情報しか得ることができないのが欠点であるが，今後のソフトウェアーの開発と機器の普及状況によっては，ドライアイの検査法として広く用いられるようになる可能性がある。
・本検査は，コンタクトレンズ装用下での涙液メニスカスや，レンズ前面・後面の涙液層の厚みも測定できるので，この方面での研究も盛んに行われている。

Ⅳ-13 前眼部OCT（Visante®）による上下涙液メニスカスの検出とメニスカス高の測定

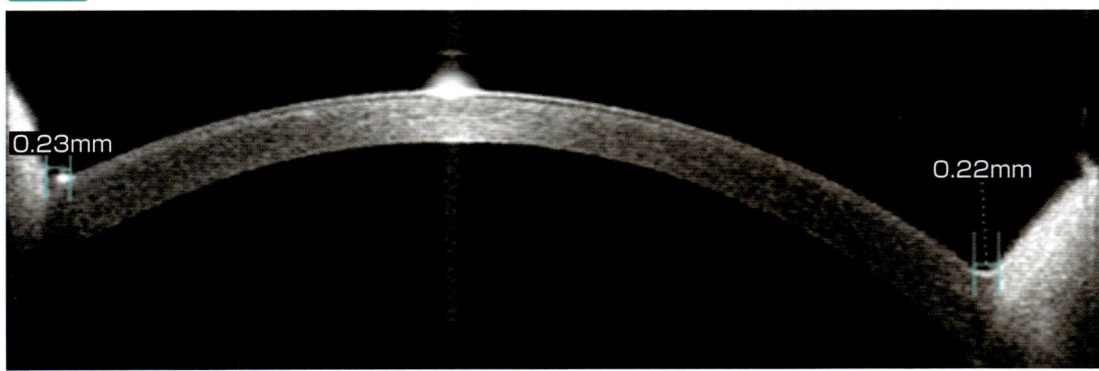

0.23mm

0.22mm

（慶應義塾大学眼科　オサマ・イブラヒム先生のご厚意による）

Ⅳ-C. 涙液の質の検査

- 臨 臨 非侵襲的BUT
- 臨 研 研 涙液干渉像の観察（インターフェロメトリ）
- 臨 臨 涙液クリアランス試験
- 涙液のバイオマーカー測定
  - 臨 研 涙液浸透圧
  - 研 研 ★ 炎症性サイトカイン，ケモカイン測定

臨 臨 非侵襲的BUT (non-invasive BUT)

　フルオレセインを使用したBUT測定については既に詳述した。その他にも涙液安定性の検査法として，いわゆるnon-invasive BUT測定がある。

検査の意義
・涙液層の安定性を非侵襲的に測定する。

検査の方法
・使用する機器によって方法が異なるが，涙液層に投影させた像を開瞼維持下で経時的に観察し，その像が乱れるまでの時間を計測するのが原則である。

- non-invasive BUTは，涙液層に触れずにその安定性を調べることが可能である。
- フルオレセインを用いたBUT測定と比較すると，non-invasive BUTは涙液層全層の破綻を反映すると考えられる。そのため，non-invasive BUTのカットオフ値はやや高めに設定される場合が多い。
- 使用機器としては，インターフェロメトリ（次項参照），角膜トポグラフィ，トポスコープ，ケラトメータ，ティアースコープ，キセロスコープ等があるが，原理はすべて同じである。
- 角膜トポグラフィを用いる方法では，開瞼維持状態で10秒間連続して撮影し，その間のマイヤー像の乱れを測定する Ⅳ-14 。
- 解析ソフトは，tear stability analysis system (TSAS) とよばれ，広く臨床に用いられているオートレフトポグラファーにも搭載されている[3]。
- Oculus社のKeratograph 5M Ⅳ-15 は，non-invasive BUTとともにマイボグラフィ，涙液メニスカス高，涙液油層観察が可能な複合機である。

IV-14 ドライアイ患者におけるTSAS像

左上から経時的に撮影した角膜トポグラフィ像を示す。時間とともに像が乱れてきていることがわかる。右下には,
トポグラフィの指標 (SRI, SAI) の経時的変化を図示している。

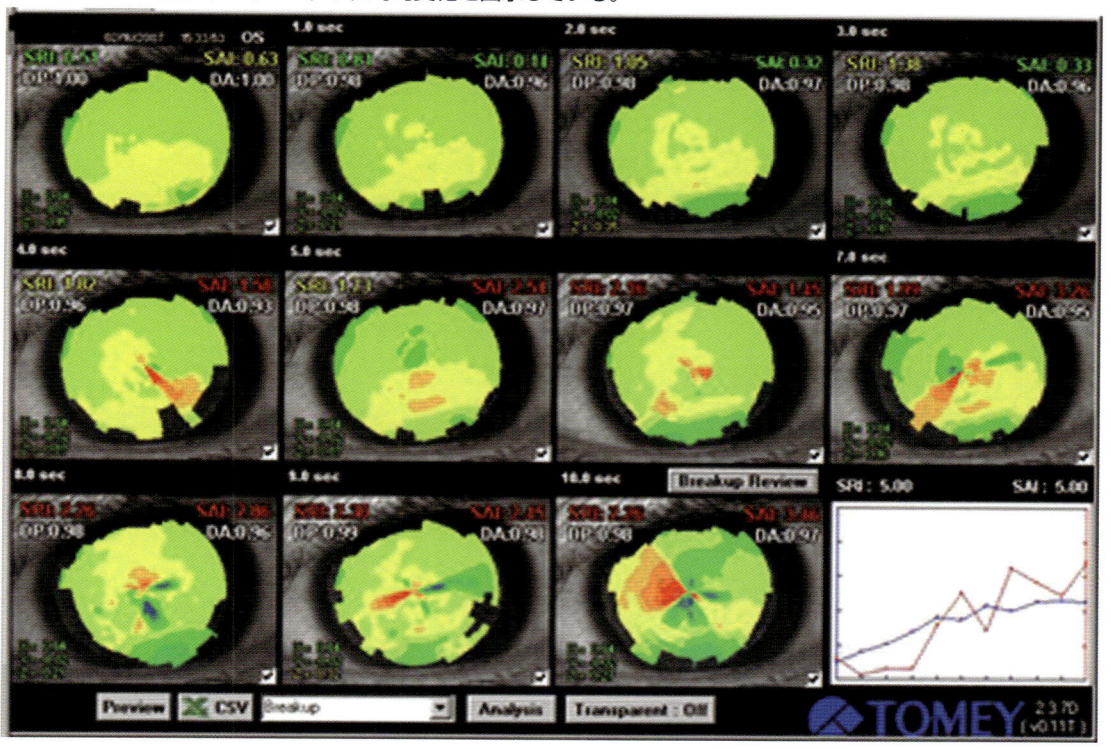

IV-15 Keratograph 5M

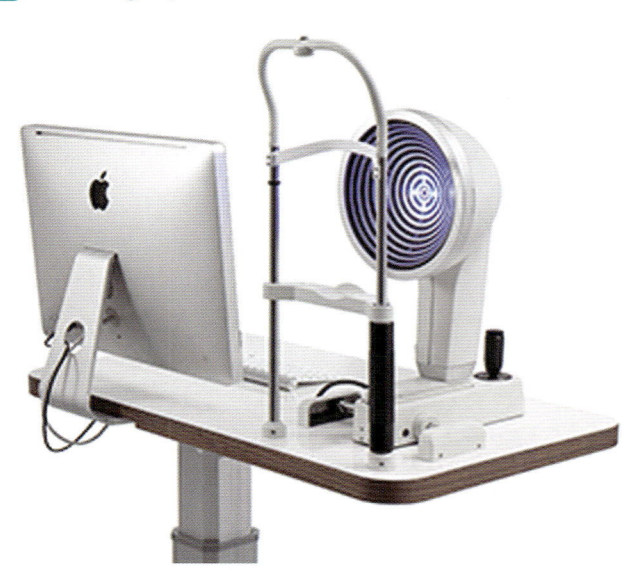

> **検査の意義**
> ・涙液干渉像を観察することで，涙液油層および水層の厚みと動態を調べる。
> **検査の方法**
> ・光源を涙液層表面に当てて，その反射像を観察する。

・涙液層の油層により生じる干渉像は油層の厚みによって変化し，その観察はインターフェロメトリによって行われる。

・わが国で開発されたDR-1™（コーワ社製）は，臨床応用可能な機器としては最も早く発売された。

・最近では，油層の厚みを定量化するタイプのインターフェロメトリも市場に登場した。

・ドライアイの重症度に応じてGrade 1〜5まで半定量的に判定する方法が発表され **Ⅳ-16**，非侵襲的に涙液層の状態を把握する検査法として注目されている[4] **Ⅳ-17**。

・さらに涙液干渉像の観察は，瞬目後の涙液層の動態観察にも利用されている。瞬目直後には，眼瞼の上方移動に伴って水層と油層が上方に引き上げられるが，この動きを観察することで，涙液層の形成とその破綻の過程をみることができる。

・干渉像の観察によってみられる瞬目後の涙液の上方移動の速さは，涙液水層の量に比例することが報告されており，涙液油層の観察が間接的に水層の観察にも応用できることが示されている。

Ⅳ-16 DR-1のGrade

Grade 1	somewhat gray color, uniform distribution
Grade 2	somewhat gray color, nonuniform distribution
Grade 3	a few colors, nonuniform distribution
Grade 4	many colors, nonuniform distribution
Grade 5	corneal surface partially exposed

Ⅳ-17 DR-1の例

grade 2

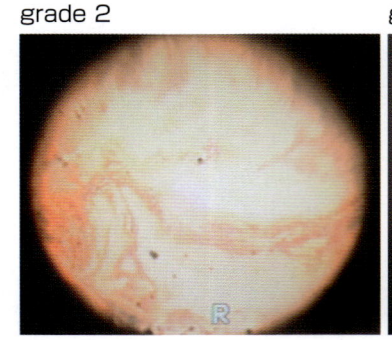

grade 3

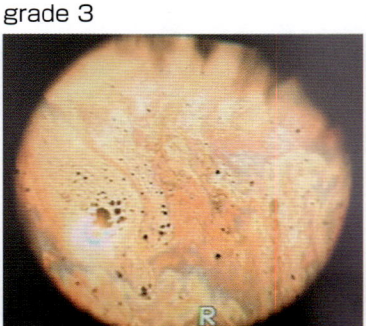

grade 5

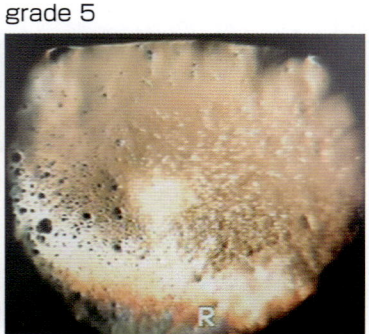

検査の意義

・涙液動態，特に新陳代謝を調べる。

検査の方法

・一定時間内に涙液に加えられたフルオレセイン濃度がどの程度希釈されるかを判定する。

・涙液クリアランス試験は，涙液の新陳代謝を調べる検査法である。涙液は涙腺から分泌され眼表面に留まり，その後一部は蒸発して残りは主として鼻涙管から排出される。そのため，涙液産生量が多いほど，また蒸発や鼻涙管からの排出が多いほどより新鮮な涙液が眼表面に存在することになる。この新陳代謝を調べるのには，**IV-18**のような手順が行われる。

・涙液クリアランスは，色素希釈率8倍以上（クリアランス1/8以下）が正常とされる**IV-19**。

・Schirmer値が正常であってもクリアランスが低値の場合は，導涙機能の低下が示唆され，炎症性代謝物や点眼に含まれる防腐剤などが滞留しやすい状況にあると考えられる。逆にこの性質を利用して，涙点プラグや外科的涙点閉鎖を施行した後にきちんと閉鎖されているかどうかをクリアランス試験で確認することもできる**IV-20**。

・クリアランス値とSchirmer値を掛け合わせることで涙液産生量と新陳代謝を総合的に判断することも試みられ，この値はtear function index（TFI）として判定に利用されている[5]。

IV

検査法とそのポイント

IV-18 涙液クリアランス試験の手順

①一定濃度，一定量のフルオレセイン溶液を点眼する（通常，0.5%溶液を10μL点眼）
　↓
②自由瞬目状態で5分間待つ
　↓
③閉瞼下でSchirmer試験を施行する
　↓
④回収された試験紙より，涙液分泌量とともに比色表を用いて希釈状態を半定量的に測定する

IV-19 クリアランス試験比色法

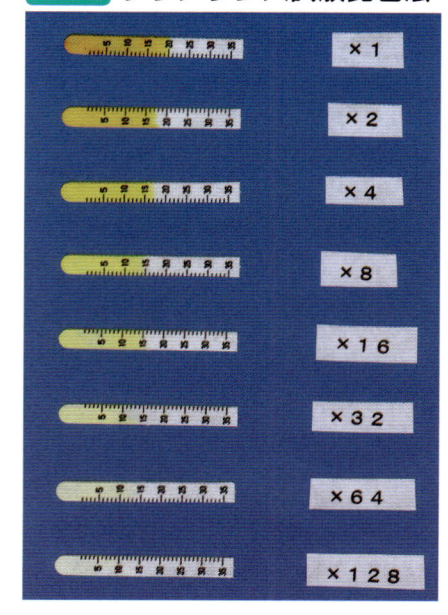

×1
×2
×4
×8
×16
×32
×64
×128

Ⅳ-20 涙液減少型ドライアイの一例のSchirmer値とクリアランス検査結果（上段）

この右眼に涙点プラグを施行した後，再度検査を施行したところ，Schirmer値は増大しクリアランス値は低下した（下段）。

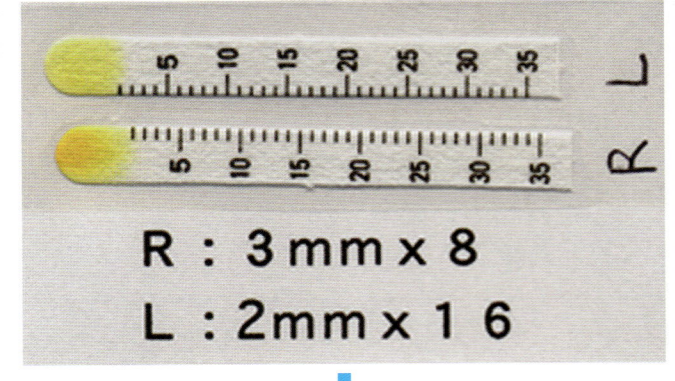

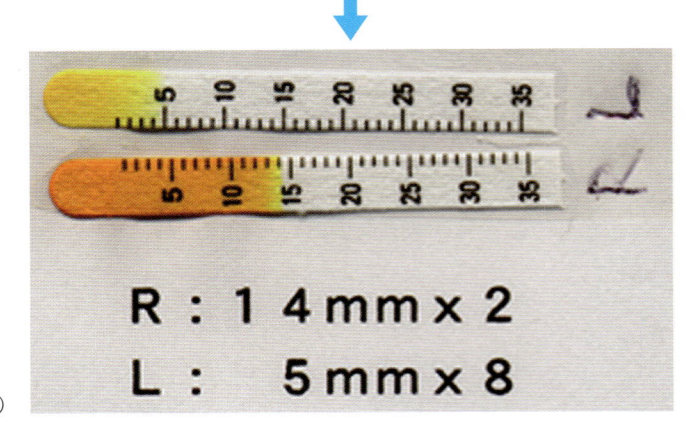

（日本医科大学眼科　小野眞史先生のご厚意による）

涙液のバイオマーカー測定

　涙液中に含まれる成分を分析することでドライアイの診断や病態解明，治療効果判定に役立てようという試みであり，近年の微量サンプル解析技術の進歩によって注目を集めている。

臨 研 涙液浸透圧

検査の意義
・涙液浸透圧を調べることで，ドライアイの診断，治療効果判定に役立てる。
検査の方法
・専用の機器を使って涙液の採取，浸透圧の測定を行う。

・わが国ではあまり馴染みがないが，欧米の研究者の間では涙液浸透圧の亢進は，ドライアイ診断の柱の1つと位置づけられている（p.22，TOPIX 4「欧米のドライアイ定義」参照）。その考えによれば，ドライアイの元々の原因が分泌低下であれ蒸発亢進であれ，最終的には涙液浸透圧の亢進が引き起こされるとされる。

・永らく涙液浸透圧測定は，その手間とコストから研究室レベルで行われてきた。しかしアメリカTearLab社が簡便な測定機器を発表して以来，かなり広く用いられるようになった。本機器では，測定ペンにテストカードを取り付けた状態で涙液メニスカスに接触させることで測定が行われる 。

・まったく非侵襲的検査あることが利点であるが，これまでの研究では，非常に多くの因子によって検査結果の変動が生じやすく，当初発表されたようにきれいなカットオフ値で診断が可能，とはいかないことが多いようである。この欠点が，測定機器の進歩によって改善されるのか，涙液浸透圧測定そのものに固有なのかは結論が得られていない。

Ⅳ-21 TearLab, osmolarity test

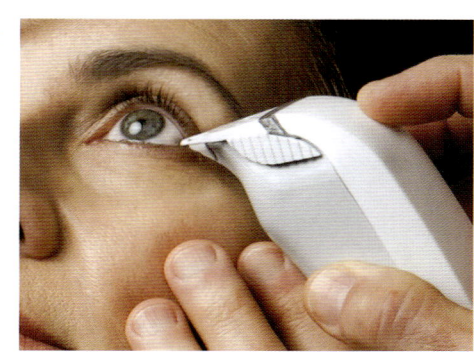

（TearLab社ホームページより）

研 研 ⭐ 炎症性サイトカイン，ケモカイン測定

検査の意義

・涙液中の炎症性サイトカインやケモカインを測定し，ドライアイの診断，治療効果の判定に役立てる。

検査の方法

・涙液の採取した後，測定キットで解析する。

・ドライアイの診断や治療効果の判定を，涙液成分の異常を調べることで行うのは，きわめて自然な考え方である。

・これまでのところ，ドライアイ特有の成分の変化は捉えられておらず，炎症性サイトカインやケモカインの測定が用いられている。

・注意が必要なのは，涙液採取時に反射性分泌を惹起したり，細胞のコンタミネーションを起こさせないようにすることである。涙液採取は主として毛細管（マイクロキャピラリー）を用いる方法と，Schirmer試験紙などの吸着紙を用いる方法があり，測定対象によって選択される。

・2014年には，アメリカでMMP-9を迅速イムノアッセイによって測定する検出キットが市販され（InflammaDry®，Quidel社）臨床に用いられている。

・ただし，炎症性サイトカインやMMPの濃度は，他の炎症性眼表面疾患でも大きく変化すると考えられ，ドライアイ診断にどの程度の感度と特異度をもつのかは今後の検討課題である。

・この分野は，ドライアイの病態解明とも深く結びついており，研究面でも発展が期待されている。

IV-D. 視機能検査

臨 研 実用視力
　　　角膜トポグラフィ（TSAS）
臨 研 高次収差解析（wavefront analyzer）

・ドライアイはかつて，視機能障害をきたすことは少ないと考えられてきた疾患であり，実際ドライアイ患者では視力検査で異常を示すものは少ない。しかし，「何となく見づらい」，「読書がしづらい」という訴えをもつことはよく経験される。

・ドライアイ患者では，涙液層表面が形成する光学面が不整となりやすく，これが視機能の不安定化につながっていると考えられる。特に運転やコンピュータ作業といった瞬目が減少するような状況では，視機能障害が起こりやすくなる。

・以下に述べる新しい視機能検査法の発達により，こうしたドライアイ患者の視機能低下が検出できるようになった。

臨 研 実用視力

検査の意義
・涙液層の変化に伴う見え方の変化を調べる自覚的検査。

検査の方法
・経時的に視力を測定する。かつては瞬目制限下で測定されたが，現在では自然瞬目下で計測する。

・実用視力は，継続的に視力を測定することによる変化を測定する検査法である。

・ドライアイ患者では継続的に視力を測定すると，正常者に比べて涙液層の変化に伴って視力が低下したり大きく変動したりする **IV-22**。

・市販されている実用視力計（AS-28，コーワ）を用いた臨床研究が多くの分野で行われている。

IV-22 ドライアイ患者における実用視力測定の例

横軸に時間，縦軸に視力が示してあり，時間経過とともに変動する視機能の状態を示す。

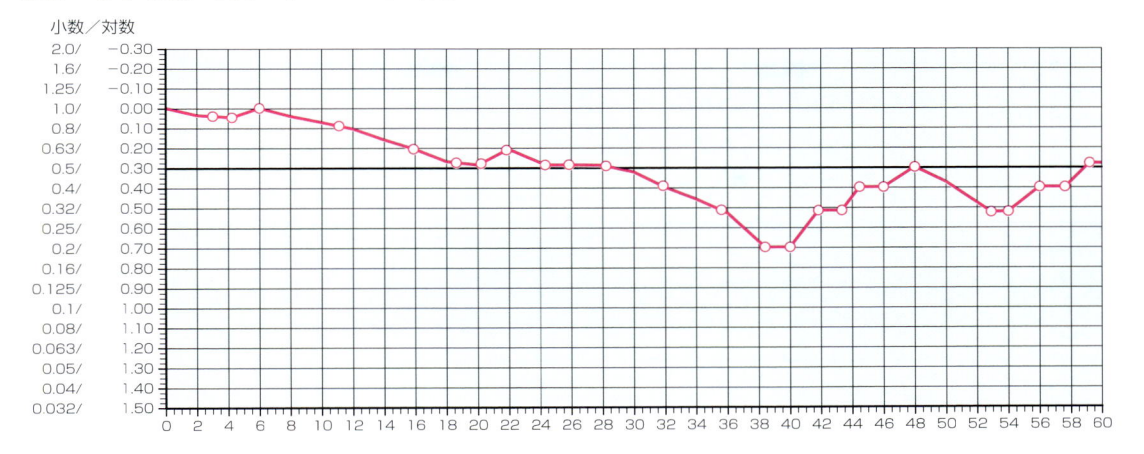

角膜トポグラフィ（TSAS）

p.72，「IV章，非侵襲的BUT（non-invasive BUT）」の項参照。

臨 研 高次収差解析（wavefront analyzer）

検査の意義

・涙液層の変化に伴う高次収差の変化を捉える。

検査の方法

・波面センサーを用いて測定する。

・涙液層の不整を他覚的に検出する方法としては，波面センサーを用いる方法がある。

・角膜中央に上皮障害などの不整がある場合は，高次収差の増大を認める。

・連続的に高次収差を測定すると，涙液層の破壊に伴って大きく変動することが報告されており，市販機を用いての計測も可能となっている（KR-1W，トプコン）。

Ⅳ-E. 細胞レベルの検査

> 研 研 ★ 共焦点顕微鏡 （confocal microscopy）
> 研 インプレッションサイトロジー
> 研 ブラッシュサイトロジー

研 研 ★ 共焦点顕微鏡 （confocal microscopy）

検査の意義
・角結膜の微細な構造変化を生体で観察する。
検査の方法
・共焦点顕微鏡を用いて観察する。

・共焦点顕微鏡は，光源と検出系の双方にピンホールを配置することで，コントラストと分解能に優れた画像を3次元的に描出することを可能にした顕微鏡である。

・角膜領域では，ダイオードレーザーを光源とする生体レーザー共焦点顕微鏡 [Heidelberg Retina Tomograph（HRT）Ⅱ Rostock Cornea Module] の登場とともに広く用いられるようになった。

・この機器を用いると，角膜上皮，実質，内皮のみならず角膜神経，炎症細胞，さらには結膜や涙腺，Meibom腺の詳細な観察が可能となる。従来，組織や細胞を採取して初めて可能となった細胞レベルでの変化が，生体で得られるようになったことの意義は大きい。

・ドライアイでは，角結膜上皮密度の低下，炎症細胞の増加，上皮下神経密度の低下が報告されており，これらの変化とドライアイの病態や臨床所見との関連が盛んに研究されている。

研 インプレッションサイトロジー

検査の意義

・角結膜の表層上皮を採取してその変化を観察する。

検査の方法

・点眼麻酔後，セルロース膜を眼表面に押し付けてゆっくり引き剥がして固定した後，サンプルを染色して観察する `IV-23`, `IV-24`。

・インプレッションサイトロジーは，低侵襲で行うことができる細胞診の一種である。

・主に球結膜における細胞の形態変化や杯細胞密度の測定に用いられるが，上皮系腫瘍の診断や角膜上への結膜上皮侵入の程度の判定にも用いられる。

`IV-23` インプレッションサイトロジー
セルロース膜を球結膜に軽く押し当てている。

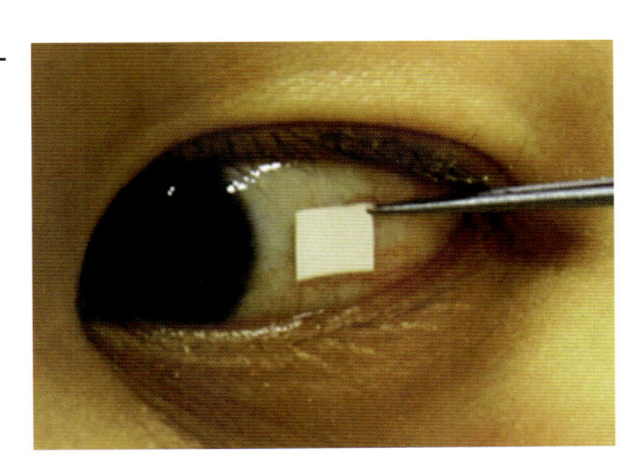

`IV-24` 正常者とドライアイ患者のインプレッションサイトロジー像

①正常者の結膜インプレッションサイトロジー像
核/細胞質比が高く，PAS陽性の杯細胞を認める。

②高度ドライアイ患者の結膜インプレッションサイトロジー像
細胞面積の増大，核/細胞質比の低下を認め，杯細胞を認めない。

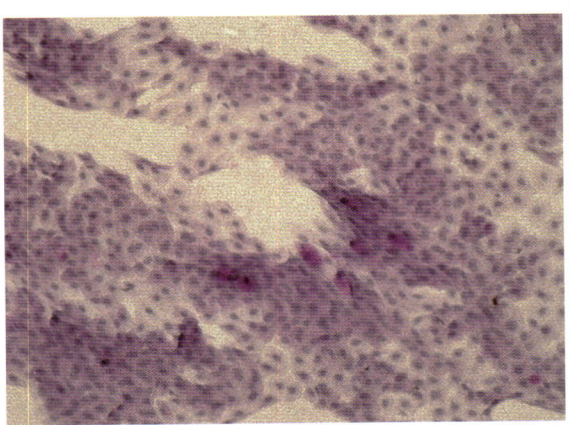 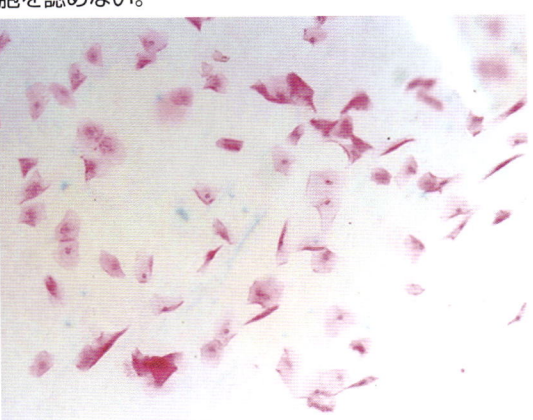

研 ブラッシュサイトロジー

検査の意義
・結膜上皮を全層にわたって採取してその変化を観察する。
検査の方法
・点眼麻酔後に眼表面用のサイトブラシで結膜を軽く擦過し，ブラシに付着した細胞を回収して観察する **Ⅳ-25**。

・インプレッションサイトロジーが，角結膜上皮の表層細胞を採取するのに対し，ブラッシュサイトロジーは結膜上皮全層の細胞採集が可能となる。

・得られた細胞は，直接スライドグラスに塗布して観察することも可能であり，またバッファー内で撹拌してcell suspensionを作成した後に免疫染色，フローサイトメトリー，細胞内成分の解析（PCR，ELISAなど）を行うことも可能である。

Ⅳ-25 ブラッシュサイトロジーによる球結膜細胞の採取

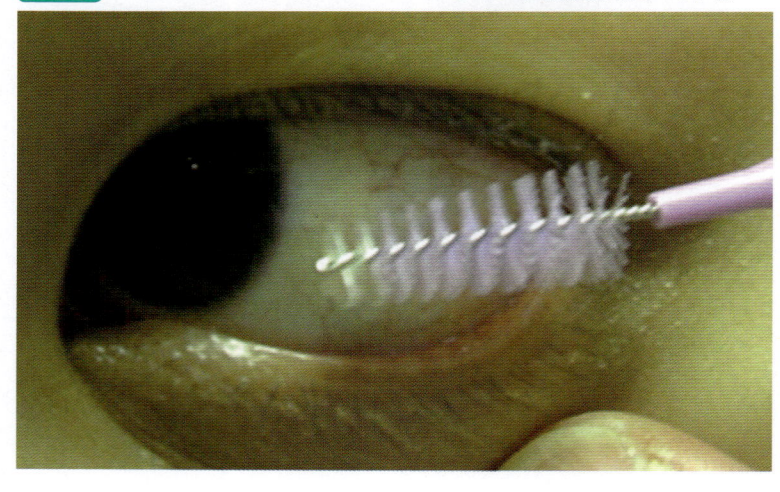

Ⅳ-F. その他のドライアイ検査

 涙液蒸発量測定

研 涙液蒸発量測定

検査の意義
・眼表面からの涙液蒸発量を測定する。

検査の方法
・眼表面を覆うようなチャンバーを装着し，一定時間内のチャンバー内の湿度の変化を計測する。

・眼表面の涙液の約10%が蒸発すると考えられている。ドライアイの主要なタイプの1つに「蒸発亢進型」があるのであるから，涙液蒸発量を測定することは至極自然なことと思える。

・しかしながら実際には，測定法によって異なる結果が多数報告されている。正常者でも4.1〜26.9×10^{-7}g・cm^2・secと幅が非常に大きい。

・さらに，ドライアイ患者で涙液蒸発量が増えるという報告と減るという報告が混在している。蒸発亢進型ドライアイの代表であるMGDでは正常者よりも増えるという報告が多いが，その増加割合にも大きなばらつきがある。

Ⅳ章　文献

1）Ibrahim, OM, et al: The efficacy, sensitivity, and specificity of strip meniscometry in conjunction with tear function tests in the assessment of tear meniscus. Invest Ophthalmol Vis Sci 2011; 52: 2194-2198.
2）Yokoi, N, et al: Reflective meniscometry: a non-invasive method to measure tear meniscus curvature. Br J Ophthalmol 1999; 83: 92-97.
3）Goto, T, et al: Tear film stability analysis system: introducing a new application for videokeratography. Cornea 2004; 23: S65-70.
4）Yokoi, N, et al: Correlation of tear lipid layer interference patterns with the diagnosis and severity of dry eye. Am J Ophthalmol 1996; 122: 818-824.
5）Xu, KP, Tsubota, K: Correlation of tear clearance rate and fluorophotometric assessment of tear turnover. Br J Ophthalmol 1995; 79: 1042-1045.

関連疾患 "2大疾患の診療ポイント"

A. Meibom腺機能不全(MGD)

B. 結膜弛緩症

ドライアイには数多くの関連疾患がある。これらは涙液層の不安定化の主因にもなりうるし，悪化要因となることもある。

　本章では，まず内因性疾患として頻度の高い「Meibom腺機能不全（MGD）」，「結膜弛緩症」について詳しく述べる。次のⅥ章では悪化環境要因として遭遇する機会の多い「コンタクトレンズ」と「薬剤障害」などの外因性要因を取り上げ，さらに次のⅦ章ではその他の見逃されがちな摩擦亢進などの異常について解説していく。

　各々の疾患においては，それらがドライアイの病態にどのようにかかわるのかを明らかにしたうえで，診断，治療のポイントを示していく。これらによって知識の整理が進むことを期待している。

V-A. Meibom腺機能不全（MGD）

疾患概念のポイント

- ・加齢や性ホルモンの影響を受ける
- ・分泌低下と分泌過剰型がある
- ・内容物の貯留や炎症に伴う症状と，涙液油層への影響の2つがある

　Meibom腺は瞼板腺ともいわれ，人体で最大の皮脂線である。上眼瞼瞼板内に30〜40個，下眼瞼に20〜30個の腺が存在し，腺房（Acini）内には分泌細胞（meibocyte）が充満し，ホロクリン分泌（腺細胞そのものが脱落，排出される）をする。

　Meibom腺の機能は涙液中に脂質を分泌することにあり，この機能が正常に保たれるためには，

①正常な脂質がMeibom腺で産生される
②産生された脂質が瞼縁に分泌される
③涙液層に脂質が供給され油層を形成する

ことが必要である。MGDは，これらのプロセスのいずれかが障害された状態であり，各段階に応じた診断がなされる。

●MGDの種類

MGDは大きく分けて,

脂質の分泌が低下する「分泌低下型」

亢進する「分泌亢進型」

の2つである [The Tear Film & Ocular Surface Society (TFOS) の分類参照] **V-1**。

　後者は比較的若年者にみられ, 瞼縁の血管拡張などの炎症所見をしばしば伴い, また脂漏性皮膚炎との合併が多いとされる (そのため,「脂漏性MGD」とよばれることもある)。

　分泌低下型の大半は, Meibom腺腺腔, 開口部の角化と閉塞を伴うもので, MGDといえば通常こちらのタイプを指すことが多い。

V-1 TFOSのMeibom腺疾患の分類

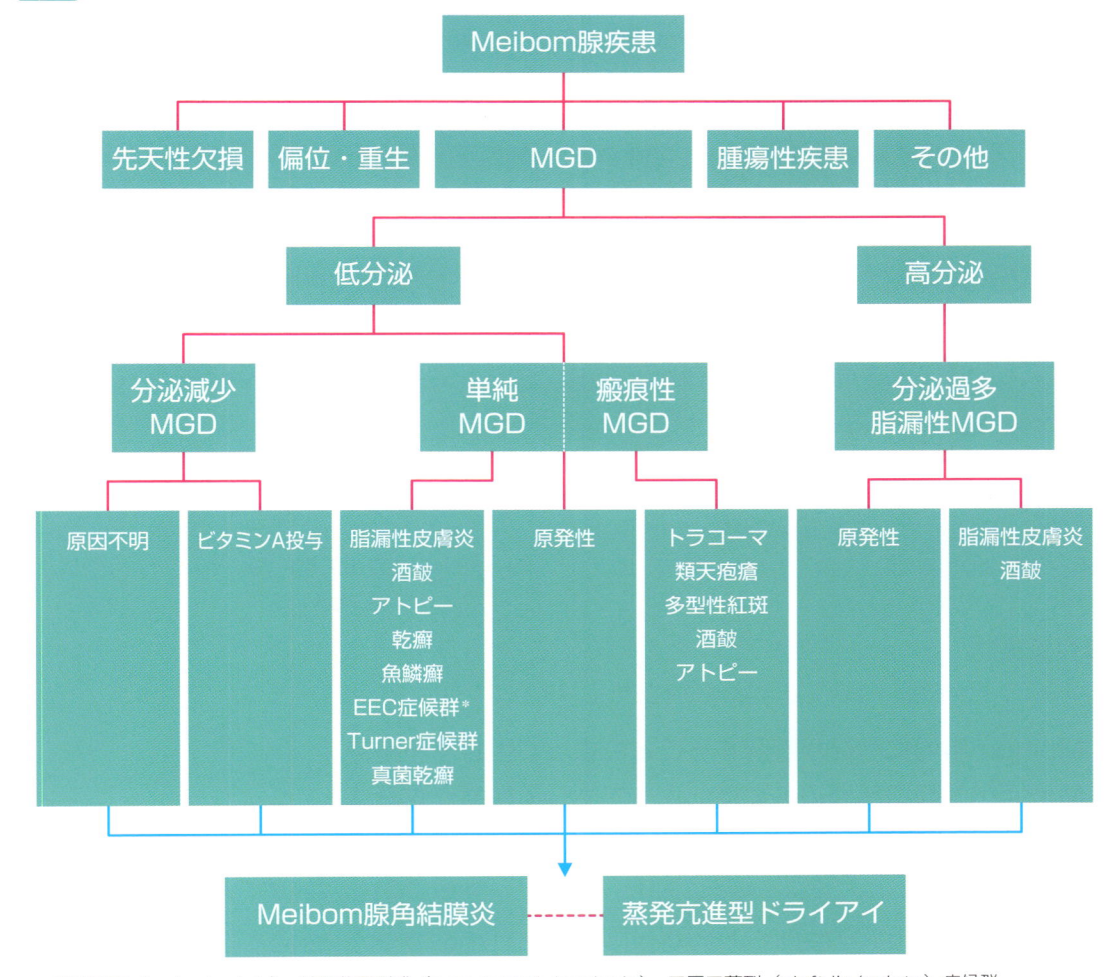

＊：裂手裂足（ectrodactyly）・外胚葉異形成（ectodermal dysplasia）・口唇口蓋裂（cleft lip/palate）症候群

（Nelson JD et al: The international workshop on meibomian gland dysfunction: report of the definition and classification subcommittee. Invest Ophthalmol Vis Sci 2011; 52: 1930-1937. より引用改変）

わが国におけるMGDの定義と分類

●定義

　さまざまな原因によってMeibom腺の機能がびまん性に異常をきたした状態であり，慢性の眼不快感を伴う。

●分類

　V-2 に示す。

V-2 MGDの分類

1. 分泌減少型	①原発性（閉塞性，萎縮性，先天性） ②続発性（アトピー，Stevens-Johnson 症候群，移植片対宿主病，トラコーマ，などに続発する）
2. 分泌増加型	①原発性 ②続発性（眼感染症，脂漏性皮膚炎，などに続発する）

（天野史郎，ほか：マイボーム腺機能不全の定義と診断基準．あたらしい眼科 2010; 24: 627-631. より引用改変）

　Meibom腺は，加齢や性ホルモンの影響を受ける。Meibom腺の形態変化の指標の1つであるマイボグラフィーによる腺構造の脱落（gland dropout）の頻度をみても，70歳過ぎから急激に増加する **V-3**。

V-3 マイボグラフィーによる腺構造の脱落の頻度

腺構造脱落
（gland dropout）
（%）

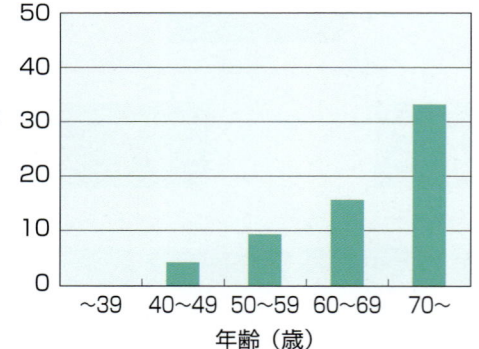

年齢（歳）

（Den S, et al : Association between Meibomian gland changes and aging, sex, or tear function. Cornea. 2006 ; 25 : 651-655. より引用改変）

●自覚症状

　MGDによって生じる自覚症状は部位別異常に対応して，

①Meibom腺内に脂質が貯留することによって生じる圧迫感
②Meibom腺開口部周辺の炎症によって生じる熱感，灼熱感
③MGDに起因する涙液層の不安定化によって生じるもの

に分けられる。

　最後の③涙液層の不安定化は，いわゆる「蒸発亢進型ドライアイ」によるものであり，涙液減少型ドライアイの症状とかなりの部分がオーバラップする。しかし，MGDによる蒸発亢進型ドライアイではそれほど強い上皮障害を生じることは少ないので，疼痛，異物感といった強い症状よりは，乾燥感，眼の疲れなどを訴える割合が高いことが推測される。

診断のポイント

> ・腺開口部の観察が基本
> ・ついで分泌状況の把握

●形態学的診断

　Meibom腺は，睫毛の内側に開口している **V-4**。Meibom腺構造の大まかは，スリットランプでも観察することができる **V-5**。正常者では，瞼縁の垂直に白色の腺構造が認められるが，瞼結膜の肥厚や充血を伴うような場合は観察が難しくなる。

　より詳細な形態学的診断としては，マイボグラフィーとコンフォーカルマイクロスコピーがある。マイボグラフィーでは，スリットランプよりも詳細な形態の観察が可能であり，腺構造が破壊されて線維組織で置き換わっている部分（gland dropout）を評価する **V-6**。

V-4 正常Meibom腺開口部

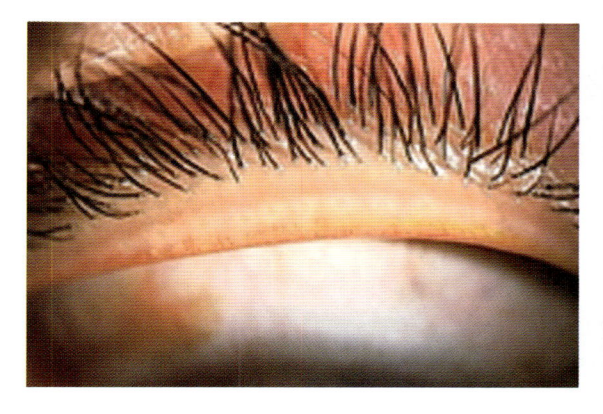

V-5 スリットランプでもMeibom腺の形状は観察できる

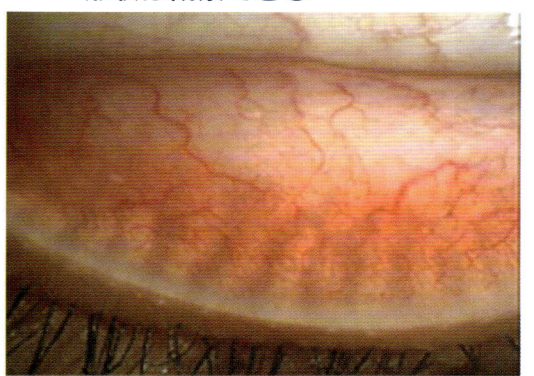

V-6 マイボグラフィーによるMeibom腺の形態観察

脂質を含んだ部分が白く観察され，腺構造が破壊されて線維組織と置換されると暗く見える。

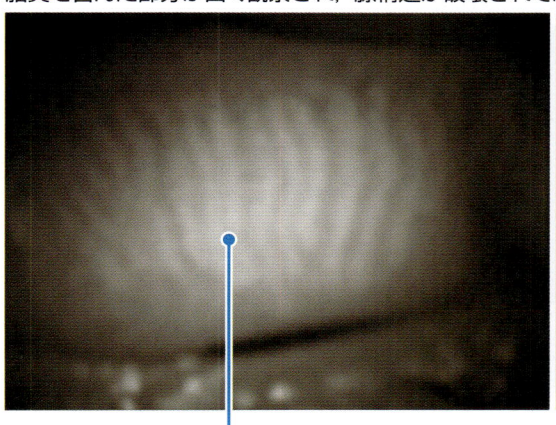

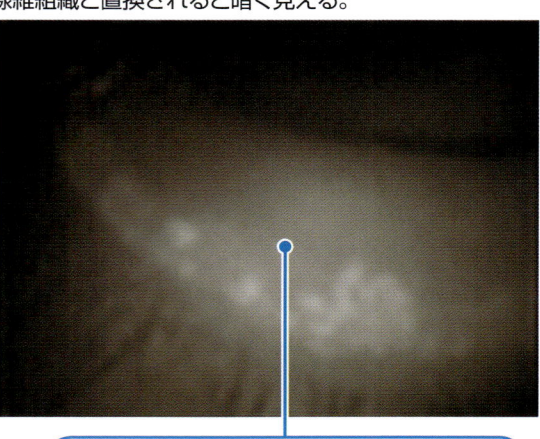

> 腺房（白い部分）と腺腔（黒い部分）が明瞭に観察される

> 大半の腺構造が観察されない（gland dropout）。この部は線維組織に置き換わっていると考えられる

●スリットランプによる瞼縁の観察

　MGDにおける瞼縁の解剖学的異常の詳細としては，V-7に示した所見の観察が挙げられる。特に注目すべきは以下の2点である。

①開口部の閉塞所見 V-8

②炎症所見 V-9

V-7 MGDで認められる
　　　主な瞼縁の異常

瞼縁の所見	・瞼縁不整 ・血管拡張 ・睫毛脱落 ・睫毛乱生 ・粘膜皮膚移行部の移動
開口部の所見	・閉塞，隆起 ・混濁，瘢痕化 ・後方移動
腺腔の所見	・腺腔露出 ・嚢胞状拡張

V-8 MGDにみられる開口部の閉塞
　　　（plugging）

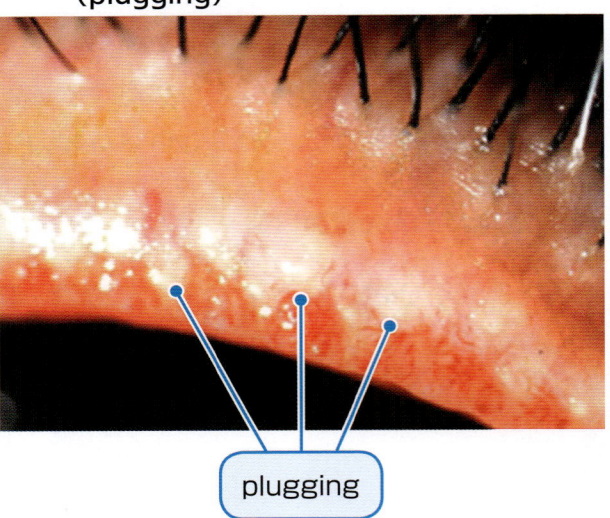

plugging

V-9 瞼縁の血管拡張

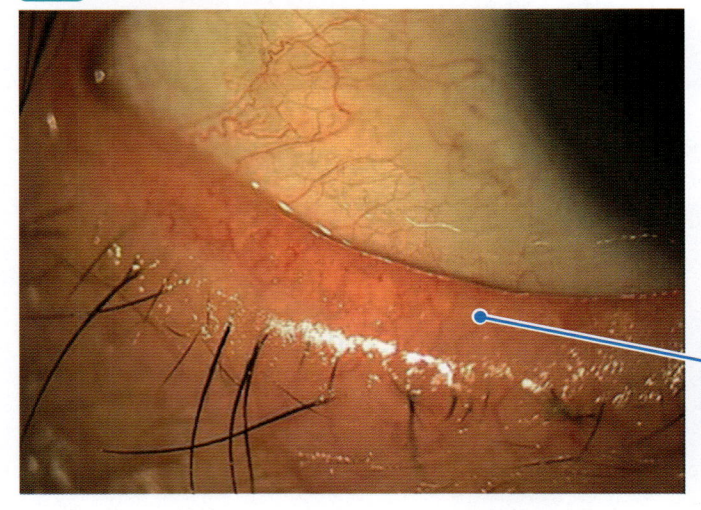

正常では血管が皮膚側から瞼縁を越えて走行することはない

もう1つ瞼縁に生じる変化でMGDの診断に有用と考えられているのが，粘膜皮膚移行部の移動である。瞼縁には瞼結膜から連続する結膜（＝粘膜）と皮膚が隣接しており，Meibom腺から分泌される脂質が涙液の皮膚側への移動を防いでいると考えられる。この移行部（Marx's lineまたはマイボライン）は，フルオレセインやリサミングリーンなどの生体染色によって観察することができる **V-10**。その他，瞼縁の不整は長期にわたるMGDのために腺の萎縮を起こした結果であり **V-11**，凹んでいる部が腺開口部に一致する。

V-10 粘膜皮膚移行部の前方移動

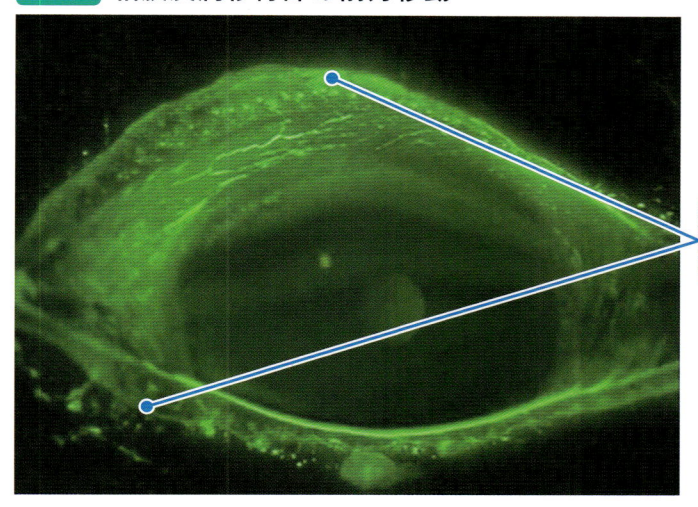

粘膜皮膚移行部が皮膚側に移動している

V-11 瞼縁の不整

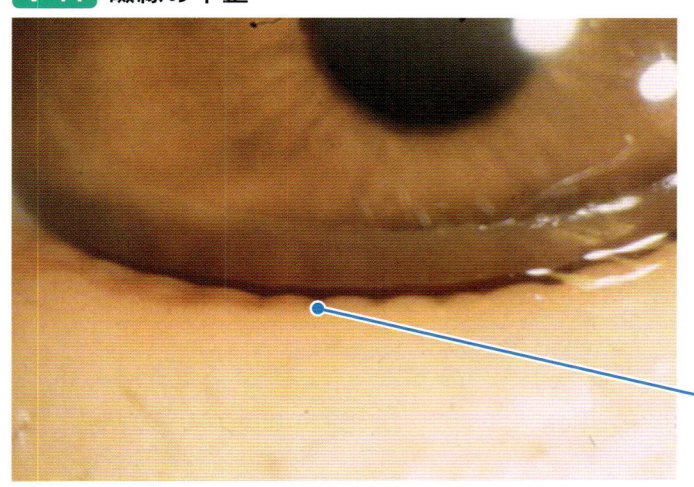

瞼縁の凹凸を認める。長期にわたるMGDの結果，腺組織の萎縮を起こしたため開口部に一致した凹みが生じた

●Meibom腺分泌状態の観察

　Meibom腺の分泌能を調べる手段として，瞼縁圧迫による脂質分泌の程度の観察が行われる。正常者では圧迫により透明な脂質が排出され，その程度は隣接する開口部との距離の半分程度まで及ぶとされる。

　閉塞性MGDでは，腺内容物（meibum）の混濁，黄色化，あるいは液状ではなくて粒状，あるいは筒状に固化した脂質の圧出（tooth pasting）が観察される V-12 。さらに閉塞が高度になると，圧迫によってもまったく脂質の排出が観察されない。

　また，閉塞性MGDとは逆に，脂質が過剰に分泌される「脂漏性MGD」とよばれるタイプもある。閉塞性に比べると若年者で瞼縁の炎症を伴い，脂漏性皮膚炎を合併しているものが多い。

　分泌された脂質に質の変化が生じると，瞼縁の泡沫形成（foaming）がみられることもある V-13 。

V-12 固化した内容物の圧出

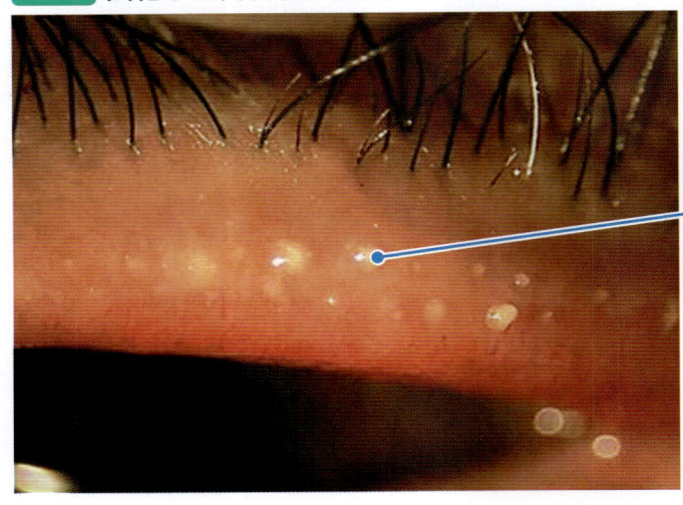

> 眼瞼を圧迫することで，混濁した腺内容物（meibum）が圧出される。軽度のMGDによくみられる

V-13 瞼縁の泡沫形成

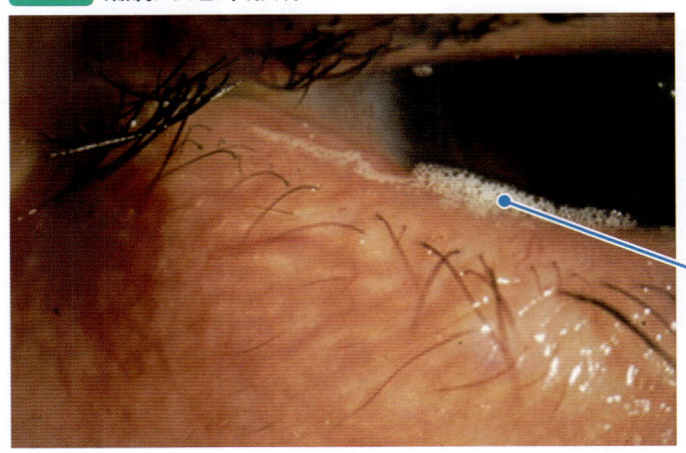

> 泡沫形成（forming）は，分泌されたMeibom腺脂質の質的変化によって生じる。脂漏性MGDによくみられる

● 上皮障害の観察

　MGDではそれほど強い上皮障害をきたすことは比較的少ない。涙液層の破綻が頻繁に生じる場合は，その部位（多くは角膜下方）に点状表層角膜症を生じることがある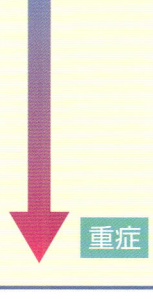。また，眼瞼炎を併発している場合には，瞼縁や瞼結膜と接する部位に上皮障害を認めることもある。

> MGDでは角膜下方，あるいは瞼縁に接する部に上皮障害を起こすことがある

V-14 MGDでみられた角膜下方の上皮障害（ローズベンガル染色）

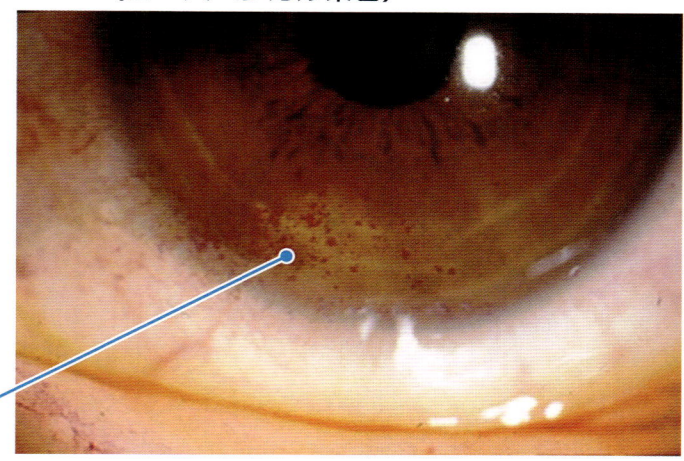

治療のポイント

- ・温罨法と瞼縁洗浄が基本
- ・圧出を促すことも有用
- ・炎症が強い場合は抗菌薬投与を考える
- ・MGDの治療方針

環境改善（保湿・ドライアイ眼鏡）	軽症
食事療法（オメガ3脂肪酸摂取）	
温罨法・瞼縁洗浄・マッサージ	
ドライアイ点眼治療	
テトラサイクリン内服	
就寝前軟膏点入	
抗炎症・ホルモン療法	
油性点眼	重症

　閉塞性MGDの治療は，閉塞した腺内容物を除去することにある。Meibom腺内容物の融点は，正常では体温以下（約34℃）であるが，MGDでは体温以上（38℃程度）に上昇している。そのため眼瞼を温めて融解を促すことが重要となる。蒸しタオルではすぐに温度が下がってしまうため，ある程度の温度を持続させるための器具が多く販売されている。5〜10分温めることが有用である。

さらにマッサージ効果を高め，分泌物の除去を促すことが血流の増加，炎症の軽減に有効であり，そのために瞼縁洗浄が行われる。欧米の教科書では，ベビーシャンプーを希釈して用いることが推奨されているが，できるだけ簡単で継続可能な方法で行うことが望ましい **V-15**。その目的で専用の洗浄綿や洗浄液も発売されているし，あるいは薬局で購入可能な綿棒にお湯を浸して洗浄するだけでも効果がある。その際の患者説明のポイントを **V-16** に示す。

　また，貯留した腺内容物の排出を促すとさらに効果的である。瞼縁に垂直に指でマッサージするだけでも有用であるが，専用の鑷子で外来で圧出すると効果が高い **V-17**，**V-18**，**V-19**。

　MGDの治療としては，抗菌薬の内服も有用であることが報告されている。抗菌薬は，細菌を除去するというよりは菌の出すリパーゼなどの酵素を阻害し，静菌的に働くことで効果を表すと考えられている。特に血管拡張などの炎症症状を伴う症例によく用いられる。代表的なものはテトラサイクリン系抗菌薬であり，数カ月かけて漸減投与する。投与回数が少ないミノサイクリンや，マクロライド系抗菌薬も有効である **V-20**。

V-15 睫毛洗浄液
　　　　（アイシャンプー®）

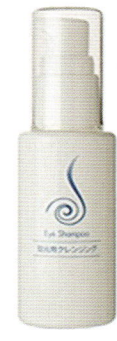

V-16 瞼縁洗浄時の患者への説明ポイント

- ・お風呂上りに
- ・綿棒に
- ・お湯を浸して
- ・鏡を見ながら
- ・睫毛の根元を掃除する要領で
- ・歯磨きのように毎日行う

V-17 Meibom腺圧迫鑷子

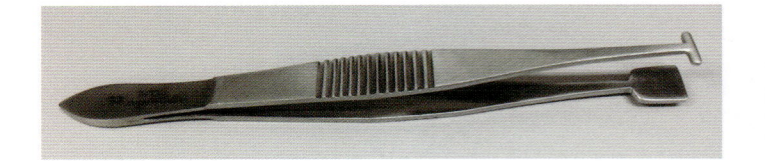

V-18 圧迫鑷子による腺内容部の圧出

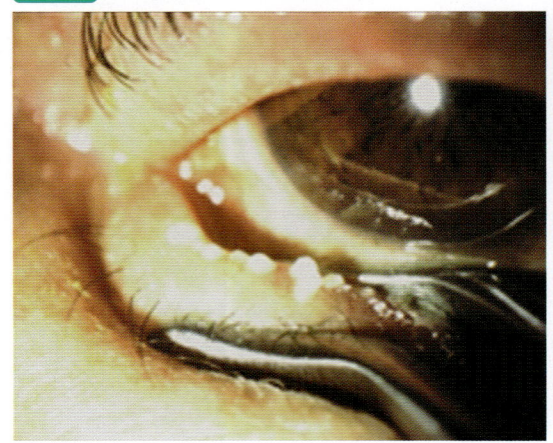

V-19 圧迫鑷子による腺内容物排出

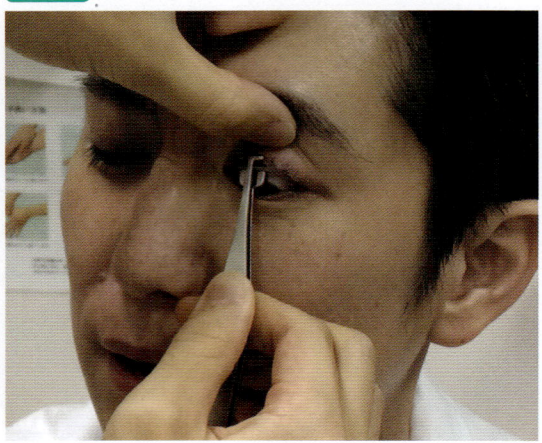

V-20 抗菌薬内服が有効であった例

Meibom腺関連上皮症の25歳，女性。

① 治療前

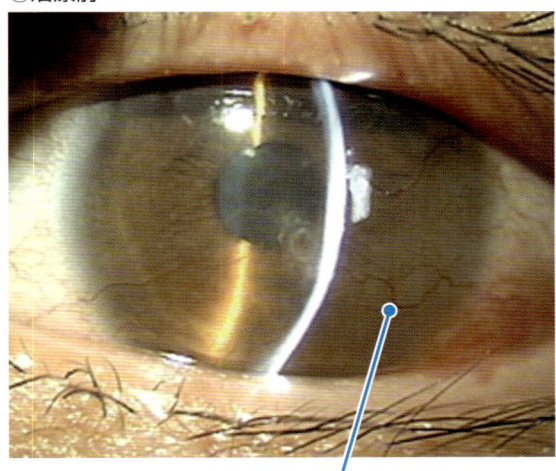

角膜内新生血管を伴う

瞼縁の炎症とMeibom腺分泌の低下を認める

② 治療後：クラリスロマイシン内服2週間

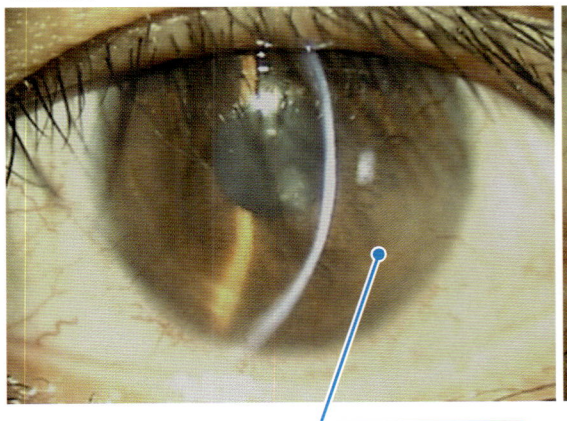
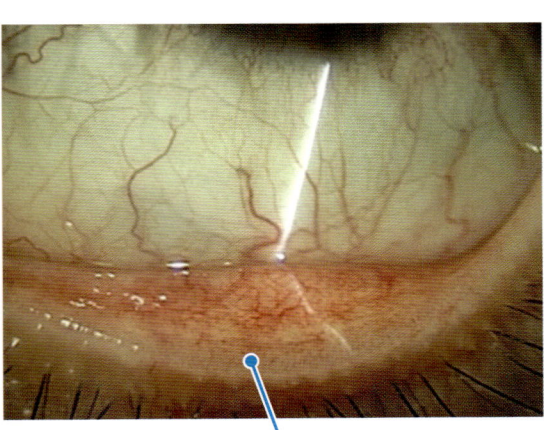

新生血管および充血は著明に減少した

瞼縁およびMeibom腺開口部の所見も改善した

意外なバイプレイヤー，デモデックス

　眼瞼炎はMGDと密接な関係にあり，両者が合併していることもよく経験される。近年，この眼瞼炎の病因にデモデックス（demodex，毛包虫）が関与していることが多数報告されている。

　デモデックスは，60歳の84%で顔面・眼瞼に存在する非常にありふれたダニの一種である。眼瞼にいるデモデックスには2種類ある。*Demodex folliculorum*は，ニキビダニともいわれ体長約0.3mmで主に毛包に寄生する。一方，*Demodex brevis*はコニキビダニともいわれ体長約0.2mm，皮脂腺，Meibom腺の深部に寄生する。デモデックスは毛包上皮細胞を餌としており，ほとんどの人には無害であるが，一部で眼瞼炎，酒皶，MGD，霰粒腫の原因にもなりうることが報告されている[1~3]。疾患を引き起こすかどうかは，どうやら寄生するデモデックスの数が関係しているらしい。デモデックスによる異常は，それ自身の毒性というよりも，惹起される自然免疫，虫体の排出物に対する炎症反応，およびデモデックスが運ぶブドウ球菌やレンサ球菌などの関与が大きいようである。

　デモデックスの存在は，スリットランプで徴候をつかむことができる。睫毛根部に円柱状の分泌物を認める場合は要注意である 図-1①[4]。睫毛を抜いて顕微鏡で観察すると，高率に毛根部に多数のデモデックスを認める 図-1②。コンフォーカル顕微鏡を用いて生体内で観察することも可能である。デモデックスには特効薬がなく，欧米ではドラッグストアで入手可能なtea-tree oilの使用が推奨されているが，わが国での入手は困難である。眼瞼炎と同様の瞼縁洗浄を定期的に行うだけでも治療効果がある。

図-1 霰粒腫を繰り返す28歳，男性

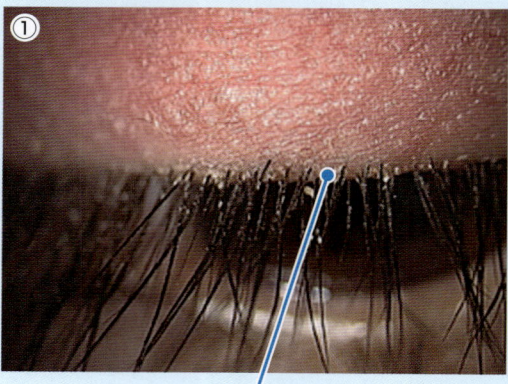

① 睫毛根部にフケ様の分泌物を多数認めた

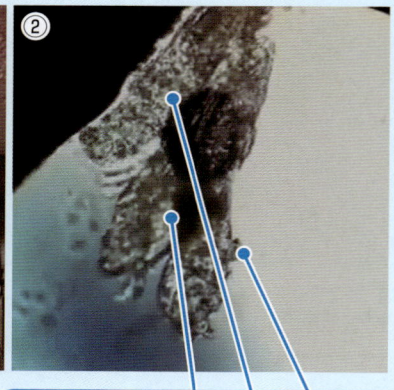

② 抜去した睫毛を顕微鏡下で観察したところ，根部に多数のデモデックスを認めた

文献
1）Kheirkhah A, et al: Corneal manifestations of ocular demodex infestation. Am J Ophthalmol 2007; 143: 743-749.
2）Liang L, et al: High prevalence of demodex brevis infestation in chalazia. Am J Ophthalmol 2014; 157: 342-348 e341.
3）Liu J, et al: Pathogenic role of Demodex mites in blepharitis. Curr Opin Allergy Clin Immunol 2010; 10: 505-510.
4）Gao YY, et al: High prevalence of Demodex in eyelashes with cylindrical dandruff. Invest Ophthalmol Vis Sci 2005; 46: 3089-3094.

V-B. 結膜弛緩症

病態のポイント

・代表的なメニスカス占拠疾患
・摩擦に起因する異常としても関与

　結膜弛緩症は，球結膜の弛緩によって眼瞼縁と眼球の間に余剰が挟まる状態であり，加齢に従って頻度を増し，70歳以上では程度の差はあってもほとんど全例で存在する。結膜弛緩症の病態は，球結膜と強膜との接着不良であり，結膜の面積自体の増大の関与は少ない。さらに，結膜円蓋部の位置決めに関与するCPF（capsulopalpebral fascia）のテンションが下がることで弛緩症が惹起されることもある（円蓋部挙上型）。円蓋部挙上型かどうかは，下眼瞼を下に引いて観察することで判定できる**V-21**。

　結膜弛緩症による症状は，涙液メニスカスの占拠によるものと，摩擦亢進によるものに分けられる**V-22**。弛緩した結膜は，涙液メニスカスの部位を占拠するので，メニスカスの働き，すなわち

①**涙液の貯留**
②**涙液の流れ**
③**角結膜への涙液の供給**

が阻害され慢性眼不快感の要因の1つとなる。

V-21 円蓋部挙上型結膜弛緩症

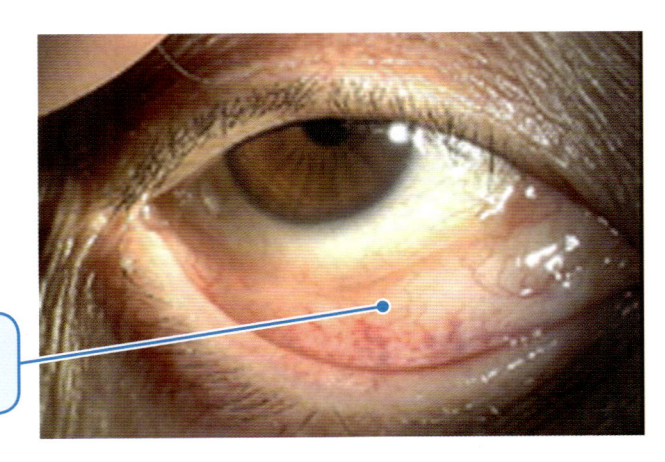

下眼瞼を引くと円蓋部が上に出てくる

V-22 結膜弛緩症に起因する症状

①涙液メニスカス占拠に起因するもの
　・間欠的流涙
　・弛緩結膜に隣接する角膜上皮障害

②摩擦に起因するもの
　・異物感
　・繰り返す結膜下出血

もともと涙液分泌が低下している症例では，角結膜上への涙液供給が低下し，上皮障害を悪化させる 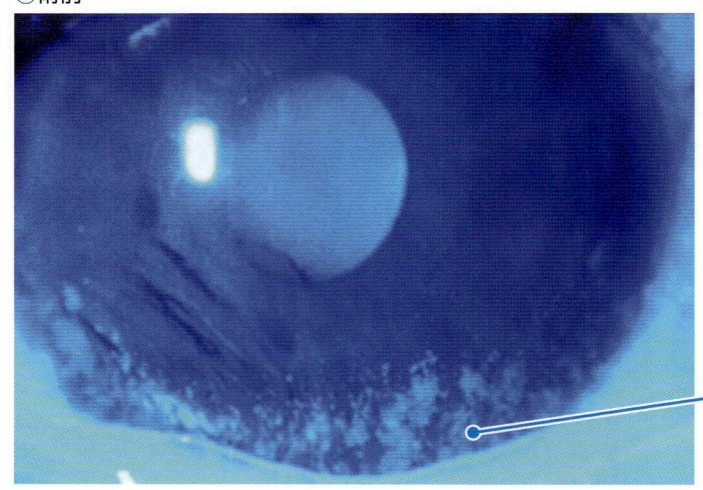 V-23 。特に弛緩結膜に接する部位では涙液層が菲薄化して上皮障害を起こしやすい。

また涙液分泌が保たれている例で，鼻側に結膜弛緩がみられる場合，涙点への涙液の流れが抑制されて間欠的な流涙をきたすことがある。明らかな流涙をきたさなくても，涙液クリアランス（新陳代謝）の低下を生じさせるために，慢性炎症を引き起こしたり，点眼薬の長期滞留を生じやすくなったりする。

その他結膜弛緩症では，機械的刺激による不快感や結膜下出血の原因にもなる V-24 ， V-25 。上輪部角結膜炎の発症に上方球結膜の弛緩が関与しているという説もある（p. 124，「VII-B. 上輪部角結膜炎（SLK）」参照）。

V-23 結膜弛緩症に起因する症状

①術前

結膜弛緩症に隣接する角膜上皮に障害が出やすくなる

②術後

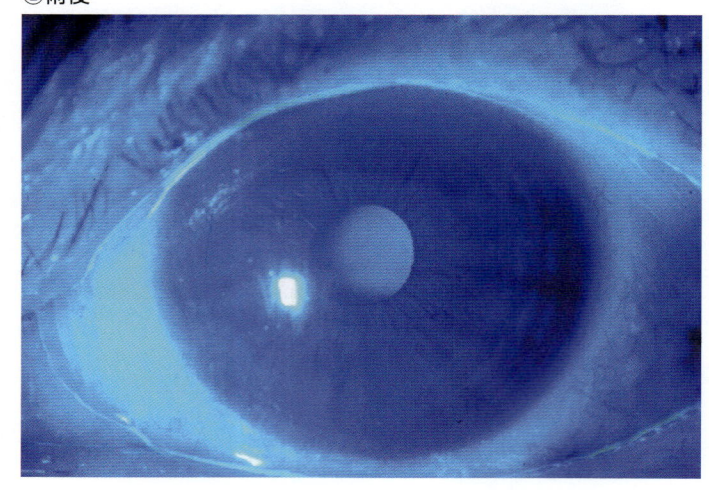

V-24 弛緩結膜上の上皮障害

こういうタイプは自覚症状が強いことが多い。

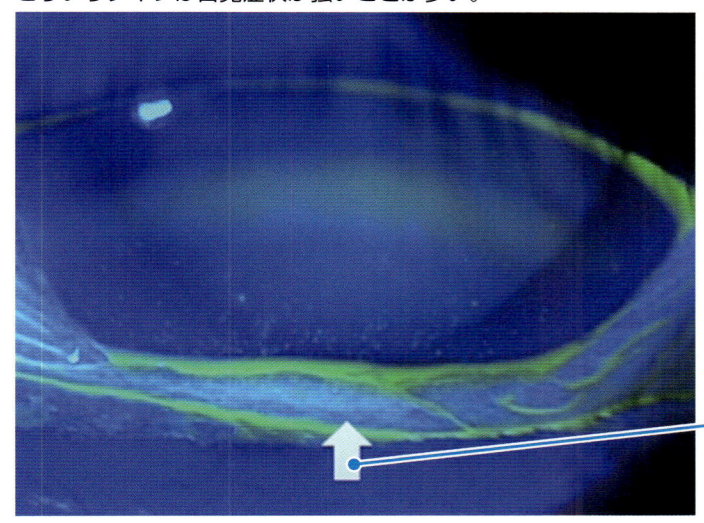

弛緩結膜上が染色される例では異物感などの症状が強く出る傾向がある

V-25 結膜弛緩症に合併した結膜下出血

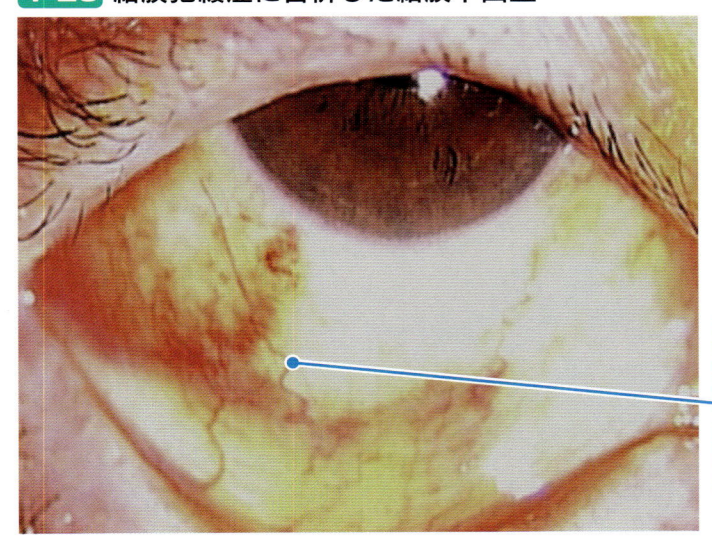

出血がおさまった後に観察すると，結膜弛緩を認める。特に下耳側，下鼻側に結膜下出血を生じるタイプに多い

- ・部位による症状の違いに留意
- ・結膜弛緩の程度と自覚症状は一致しない
- ・間欠的な異常には強制閉瞼試験を

　涙液メニスカスに対する影響を考えると，弛緩結膜がどの部を占拠しているかは重要な意味をもつ。特に鼻側に強くて下涙点を覆う場合には流涙をきたしやすく，涙液の新陳代謝（クリアランス）が阻害される V-26 。

　結膜弛緩症では，初期の段階で症状が強いことが多い。弛緩した結膜が正常の部位（すなわち下眼瞼に覆われる部位）と瞼縁に出ることを繰り返すことで異物感を生じるものと推測される。こういった場合には，強く閉瞼させると隠れていた結膜が瞼縁に出てくるかどうかで結膜弛緩症の関与を判定するのが有効である（「強制閉瞼試験」 V-27 ）。

　結膜弛緩症でもドライアイと同様の眼不快感が生じるが，ドライアイ患者に比べて結膜弛緩では，V-28 のような症状の特徴がある。実際には両者の合併，あるいは結膜弛緩症でドライアイが悪化している場合があるので，それほど明確でないことも多い。

V-26 左眼結膜弛緩症
涙点付近の弛緩が強いため流涙を訴えていた。

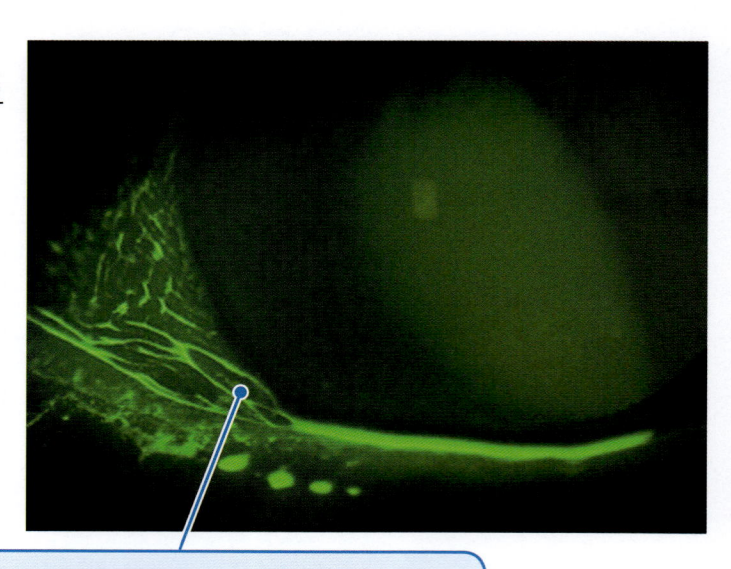

角膜中央部の涙液メニスカスはほぼ正常であるが，鼻側に結膜弛緩症があるため，間欠的流涙を訴えていた

V-27 強制閉瞼試験

①試験前

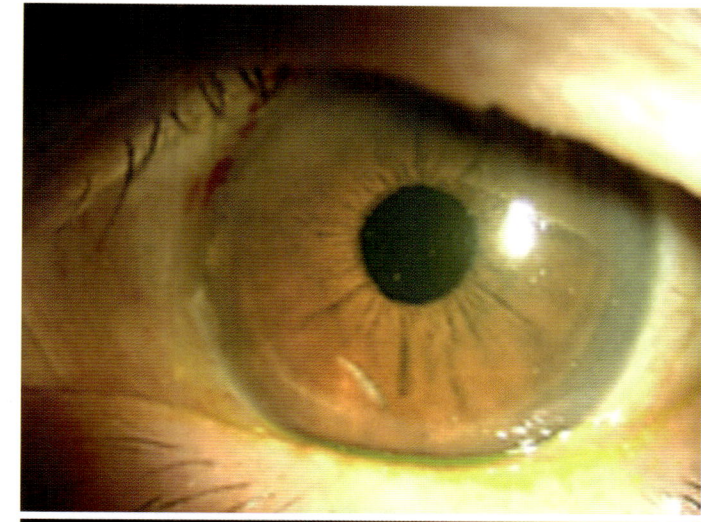

②「ギュッと」閉瞼させると隠れていた弛緩結膜が瞼縁から出てくる。

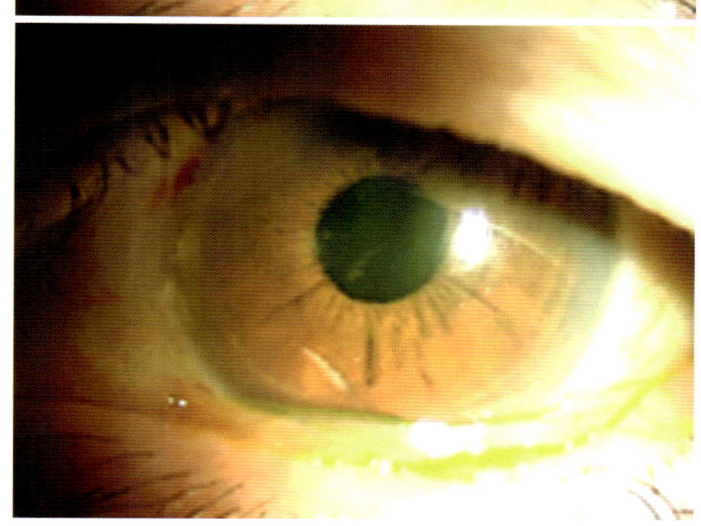

V-28 結膜弛緩症とドライアイの症状の特徴

	結膜弛緩症	ドライアイ
眼位と症状	下向きの際に増悪	上向きで悪化
時間帯との関連	起床時に悪い	夕方以降に悪い
症状の出現	初期では間欠的	開瞼の持続を要する仕事で悪化

治療のポイント

- ・外科的治療の適応の見極めを
- ・切除法，焼灼法，強膜縫着法の3通りがある
- ・球結膜と強膜の適切な癒着を作ることがポイント

　結膜弛緩症の治療の原則は外科的治療である。ただし，すべての結膜弛緩症が手術の適応となる
わけではなく，弛緩症に起因する症状がある場合に限られる **V-22**。見た目で強い結膜弛緩を認め
ても，自覚症状も上皮障害もない場合には手術の適応とはならない。医学的な適応以外にも，結膜
弛緩症に起因する整容的な問題（年寄りっぽい眼，繰り返す結膜下出血など）を気にするために手術
を選択することもある。

　結膜弛緩症の外科的治療法（手術方法）には，切除法，焼灼法，強膜縫着法の3通りがある。

　切除法は，輪部から3mm程度の球結膜を弧状に切開し，それより遠位の余った結膜を切除する方法
である。全周にわたって正常な瞼縁との位置関係を回復させるための工夫が報告されている **V-29**。

V-29 結膜切除による結膜弛緩症の治療

①輪部から3mmの球結膜を弧状切開し，4時と8時
に放射状の切開を行う。

②正面視〜やや上方視させて，結膜を引き上げ，そ
の状態で両端の結膜を留める。強膜に糸をかける必
要はない。

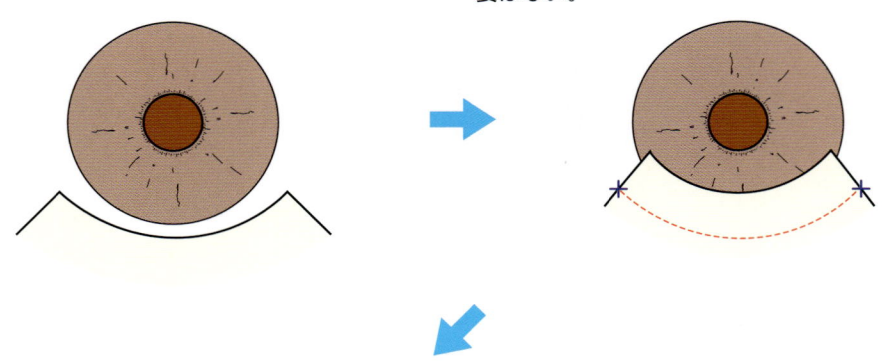

③②の点線の部で結膜を切除し，端々結紮を3〜5
針追加する。両端の結膜が余ったら点線のように切
開を置く。

④余剰結膜を切除して適宜縫合を追加する。

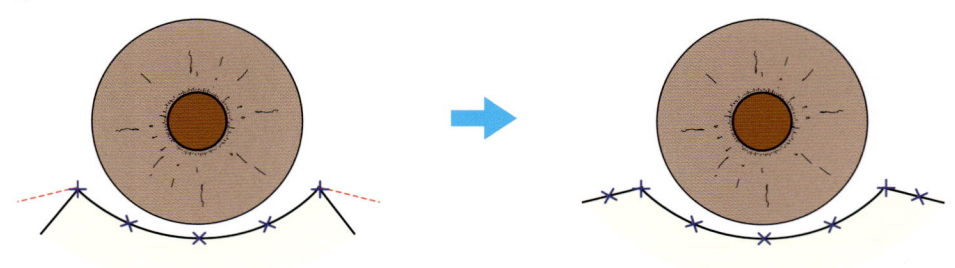

焼灼法は，弛緩結膜を輪部から3〜4mm程度のところでバイポーラなどで焼灼する方法である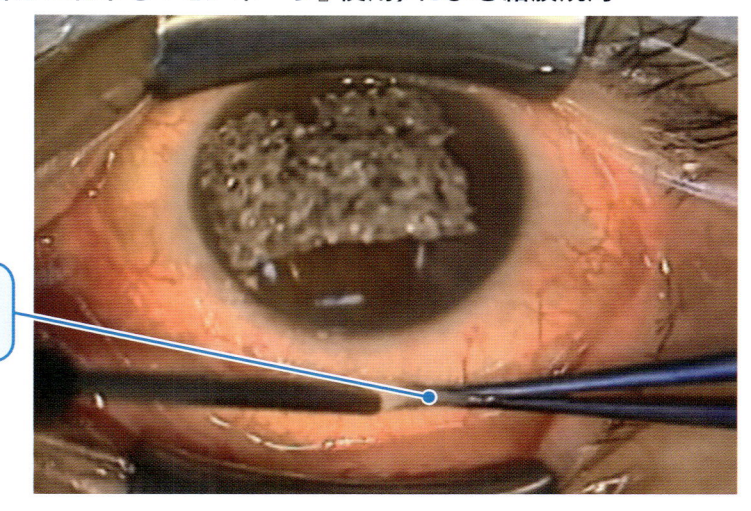**V-30**。比較的強めの焼灼を弧状に行う。程度によって追加が可能なのが利点の1つである。

　強膜縫着法は，弛緩結膜を強膜に縫着する方法である**V-31**。結膜弛緩の病態が，球結膜と強膜との癒着低下にあることを考えれば理に合った治療法といえる。

V-30 バイポーラ（この場合はいわゆる『モノポーラ』使用）による結膜焼灼

術中画像を上下反転している。

弛緩結膜を鑷子でつまんで，間の結膜を強めに焼灼する

V-31 弛緩結膜の強膜縫着法

結膜円蓋部付近で結膜を強膜に縫合する（→）。

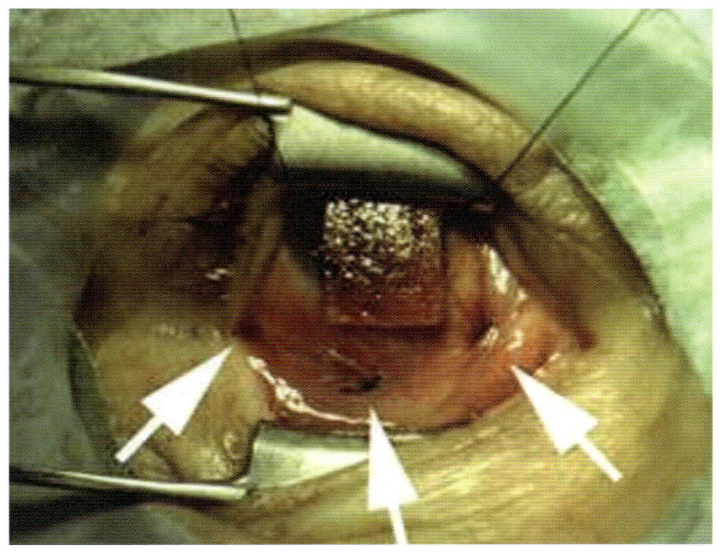

（大高　功先生，邱　信男先生のご厚意による）

前述した3通りの方法は，いずれも一長一短あり，症例や術者の経験によって選択される V-32 。いずれの方法においても，重要なのは結膜と強膜の間に適切な癒着を形成させることにある V-33 。癒着はそれほど強固である必要はないので，例えば後に緑内障手術を行う必要が出た場合でも支障となることはない。

V-32 結膜弛緩症手術法の比較

	焼灼法	強膜縫着法	結膜切除法
手術時間	短い	中程度	やや長い
術後疼痛，異物感	軽度	軽度	中等度
弛緩結膜の残存	ときどき	やや多い	少ない
合併症	少ない	肉芽形成	肉芽形成，結膜創離開
特徴	簡便	円蓋部挙上型に有効	弛緩が高度なものにも対応可能

V-33 結膜弛緩症手術（切除法）術後

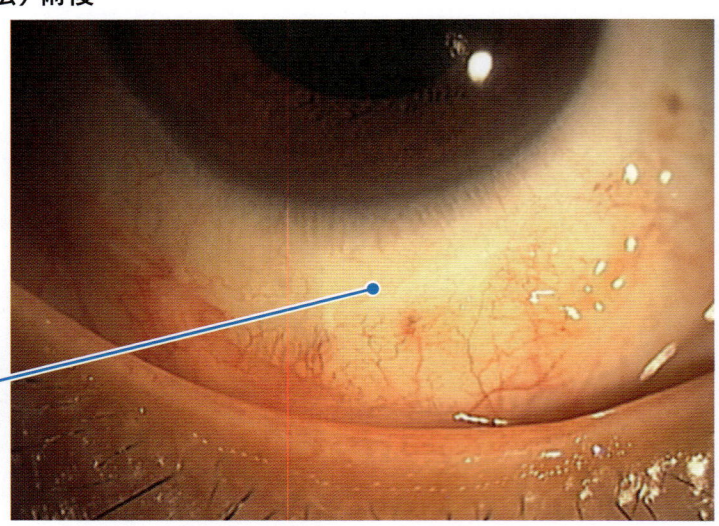

球結膜と強膜の適度な癒着が形成されている

VI

関連疾患 "見逃してはならないポイント／外因性要因"

A. コンタクトレンズ

B. 点眼薬による薬剤性障害

C. 全身投与による薬剤性障害

D. 手術によるドライアイ

E. その他の外的要因

TOPIX

TOPIX 8　抗緑内障点眼薬の防腐剤

VI-A. コンタクトレンズ

病態のポイント

- ・ハードコンタクトレンズとソフトコンタクトレンズで病態が異なる
- ・コンタクトレンズ装用は，複合的にドライアイに関与

　コンタクトレンズ装用者におけるドライアイは，その対象の多さから大きな臨床上の問題である。ある調査によれば，コンタクトレンズ装用者の約80%が乾燥感を自覚しているという。近年ではソフトコンタクトレンズ，特に使い捨てタイプのレンズが主流となっているが，レンズの種類によって引き起こされる障害のメカニズムも異なる。

　ハードコンタクトレンズで問題となるのは，主に「摩擦」と「分布障害」である。摩擦で生じる上皮障害は角膜中央部に起こりやすいが，レンズの動きがあるため，上皮障害は強い疼痛や異物感として自覚されやすい。また，ハードコンタクトレンズは直径が角膜径よりも小さいため，そのエッジの部分に異所性メニスカスを生じやすく，いわゆる「3-9ステイニング」としてしばしば観察される VI-1 。

　一方，ソフトコンタクトレンズに関連したドライアイの病態は，より複合的である。コンタクトレンズ装用により涙液層はレンズの前面と後面に分かれるため，角結膜に接する涙液量の減少をもたらす。さらに高い含水率をもつレンズでは，眼表面の涙液を吸着してさらなる涙液量の減少を招く。コンタクトレンズ表面には上皮細胞における膜型ムチンに対応する構造がないため，水濡れ性は低下しておりレンズ前の涙液層は不安定になる。また，レンズのバンデージ効果によって知覚による涙液分泌ループの働きが落ちることも起こりうる。つまりソフトコンタクトレンズ装用は，「涙液減少」，「水濡れ低下」，「蒸発亢進」という涙液層の不安定化をもたらすすべての要因のリスクファクターとなりうる。さらにレンズそのものによる摩擦亢進，レンズそのものや吸着された蛋白質などによって惹起される炎症，レンズ装用による酸素欠乏も病態にかかわってくる VI-2 。

VI-1 ハードコンタクトレンズでの 3-9ステイニング

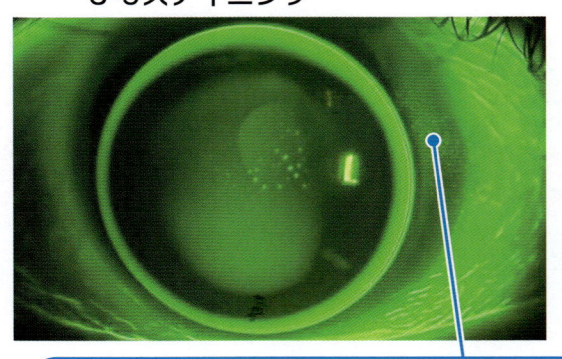

レンズエッジにできるメニスカスに引かれて涙液層が薄くなり，上皮障害が生じる（3-9ステイニング）

VI-2 ソフトコンタクトレンズ装用が 涙液層に及ぼす影響

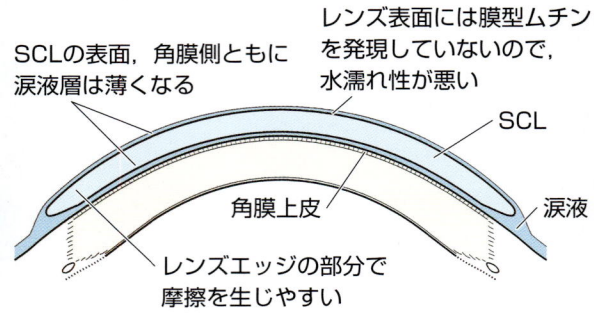

SCLの表面，角膜側ともに涙液層は薄くなる

レンズ表面には膜型ムチンを発現していないので，水濡れ性が悪い

SCL

角膜上皮

涙液

レンズエッジの部分で摩擦を生じやすい

（吉野眼科クリニック　吉野健一先生のご厚意による）

診断のポイント

> ・やはりフルオレセイン染色がポイント
> ・上皮障害の分布と涙液動態で病態の見極めを

　ハードコンタクトレンズの場合は，レンズを装用したままフルオレセイン染色を行うことで上皮障害の有無をチェックできる。ソフトコンタクトレンズの場合は，まずレンズのフィッティングと汚れの有無と涙液メニスカスの高さを大まかに観察する。次いでレンズを外してから上皮と涙液層の状態を観察する。元々のドライアイの状態を判定するには，1日以上レンズを外した状態でみる必要があるが，コンタクトレンズに関連したドライアイとして診断するには，レンズ脱着直後に診療したほうがむしろ問題点が明らかとなる。涙液層の観察は，通常のドライアイと変わりはないが，ソフトコンタクトレンズに関係しやすい異常としては以下のものがある。

🔴LWE (p.122，「Ⅶ-A. lid wiper epitheliopathy (LWE)」参照)

　LWEは代表的な摩擦が関係したドライアイ関連疾患であるが，後述のようにソフトコンタクトレンズ装用者でその頻度が高い (p.122)。レンズの素材やフィッティングにも関係するが，レンズ表面の疎水性や涙液層の菲薄化によってそれに接する瞼縁に障害を生じさせるものと考えられる。

🔴球結膜の上皮障害

　コンタクトレンズの周辺部に接する球結膜にリング状，弧状の上皮障害がよくみられる Ⅵ-3 。レンズのエッジの形状，硬さに関係していると考えられ，一種の摩擦関連の障害である。

🔴上輪部角結膜炎 (p.124，「Ⅶ-B. 上輪部角結膜炎 (SLK)」参照)

　やはり摩擦関連疾患であるSLKもソフトコンタクトレンズ装用者でみられることがある。

🔴巨大乳頭結膜炎

　ドライアイと直接関連はないが，巨大乳頭結膜炎もソフトコンタクトレンズ装用に伴って比較的よくみる障害である Ⅵ-4 。レンズによる機械的刺激とともに，レンズに吸着した蛋白質によって惹起される炎症が病態に関与していると考えられる。

Ⅵ-3 球結膜の上皮障害

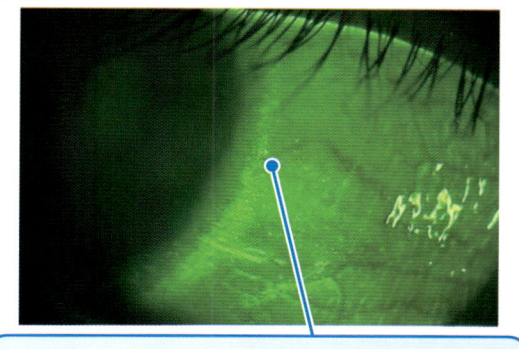

> シリコーンハイドロゲルレンズ周辺部の摩擦により生じたリング状の結膜上皮障害

Ⅵ-4 ソフトコンタクトレンズ装用者にみられた巨大乳頭結膜炎

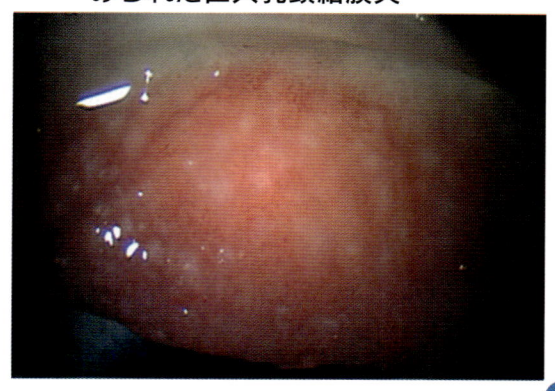

（吉野眼科クリニック　吉野健一先生のご厚意による）

Ⅵ

関連疾患 "見逃してはならないポイント／外因性要因"

治療のポイント

> ・まずは点眼治療：病態によって選択を
> ・コンタクトレンズの種類の変更：決まった対処法はない
> ・レンズケアによって症状の改善も

● 点眼治療

近年ではドライアイ治療用点眼の種類が多くなってきたので，コンタクトレンズ装用に関連したドライアイでも点眼治療を試みる余地が増えてきた。防腐剤を含まないドライアイ治療薬が増えたこともこの流れを後押ししている。

最も基本的なものは人工涙液であり，防腐剤を含まずレンズの上からも使用可能なものがOTC薬としても入手可能である。処方薬としては，涙液減少が主な病態を形成している場合にはジクアホソル（ジクアス®），摩擦の関与が疑われる場合はレバミピド（ムコスタ®）を中心に治療方針を考える。

また，通常のドライアイと同様に，加湿などを含めた環境整備に留意することも当然試みるべき対処法である。

● コンタクトレンズの変更

コンタクトレンズの変更を考える場合，主として考えられる方策としては **Ⅵ-5** のようなものがある。

ハードコンタクトレンズで3-9ステイニングがどうしても治らない場合には，ソフトコンタクトレンズへの変更が有効な場合もある。またソフトコンタクトレンズに関連したドライアイの場合，高含水率のレンズから低含水率レンズ（FDA分類のグループⅠまたはグループⅢ）への変更を考えるのが基本となる。また近年は，ポリビニルピロリドンなどの潤い成分を含有したソフトコンタクトレンズが多数開発されており，乾燥症状の軽減に有効な例もよくみられる。

またレンズ素材としては，シリコーンハイドロゲルレンズが，高い酸素透過性を保ちながら含水率は低く，また表面の親水性加工を施すことで水濡れ性を高めているタイプが開発されているのでドライアイに適している可能性が高い。しかしながらコンタクトレンズの装用感は，レンズの硬さやフィッティングによって大きく左右されるので，上記原則を頭に入れつつトライ＆エラーで試みるのが現実的な方策となる。

Ⅵ-5 コンタクトレンズ関連ドライアイのレンズ側からの対処法	①ハードからソフトコンタクトレンズ，またはソフトからハードコンタクトレンズへの変更 ②低含水率レンズへの変更 ③潤い成分を配合したレンズへの変更 ④シリコーンハイドロゲルレンズへの変更 ⑤コンタクトレンズケアの見直し ⑥装用時間の短縮，コンタクトレンズ中止

● レンズケア

レンズケアもコンタクトレンズ関連ドライアイの診療で重要である。MPS（マルチパーパスソリューション；多目的溶剤）の種類やレンズとの組み合わせによって上皮障害を悪化させることも多いので，できれば1日使い捨てのコンタクトレンズ使用をすすめる。装用時間が長いことは当然，ドライアイに対して悪影響を及ぼすので，必要な時間帯以外の装用時間の短縮も有効なアプローチとなる。また，レンズのこすり洗いをきちんとすることで蛋白の吸着が抑えられ，結果としてドライアイ症状が改善することもある。

VI-B. 点眼薬による薬剤性障害

病態のポイント

・それ自体も障害を起こしうるし，ドライアイとの合併も多い
・どんな点眼でも上皮障害を起こしうる
・薬剤そのものによる障害，防腐剤による障害がある

臨床上ドライアイとの鑑別が最も問題となるのは，点眼薬による薬剤毒性である。また鑑別疾患としてだけでなく，ドライアイの悪化要因として関係することが多いのも特徴である。ドライアイの治療のために多くの点眼薬を頻回に使っているが一向によくならない，という訴えをもって来院する場合が多い。ひどくなると遷延性の上皮欠損を生じさせ，眼痛や視力低下をきたす。ドライアイの場合は涙液の分泌やターンオーバーが低下しているために高濃度の薬剤や防腐剤が眼表面に留まる時間が長くなり，さらに上皮障害が生じやすくなる。

診断で最も重要なのは病歴の聴取であり，いつ頃からどういった点眼薬を使ってどのように症状が悪化したのかがわかれば，薬剤障害を疑うのはさほど難しくない。点眼薬のうちでも上皮毒性の強弱には差があり，アミノグルコシド系抗菌薬，NSAID，β遮断薬などでは上皮障害の頻度が高い **VI-6**。さらに薬剤に含まれる防腐剤によって上皮障害が引き起こされる場合が多い。塩化ベンザルコニウムは最も頻繁に用いられている防腐剤であるが，上皮毒性の頻度も高い。

しかしながら留意しなくてはならないのが，「どんな点眼薬でも上皮障害を起こしうる」ということである。正常では眼表面には約6〜7μLの涙液が存在するが，点眼薬1滴はその数倍（30〜50μL）の量があり，点眼すること自体が上皮へのストレスとなる **VI-7**。上皮障害をみると点眼で治癒を促したくなるのは人情であるが，状況を悪化させる可能性もあることを常に念頭に置く必要がある。

VI-6 薬剤性上皮障害を生じやすい点眼

①抗菌薬，特にアミノグルコシド系
②NSAID
③抗緑内障薬，特にβ遮断薬
④IDU，アシクロビルなどの抗ウイルス薬
⑤防腐剤，特に塩化ベンザルコニウムを高濃度に含むもの

VI-7 正常人での人工涙液点眼

上皮障害（涙液中LDH上昇）を引き起こす。

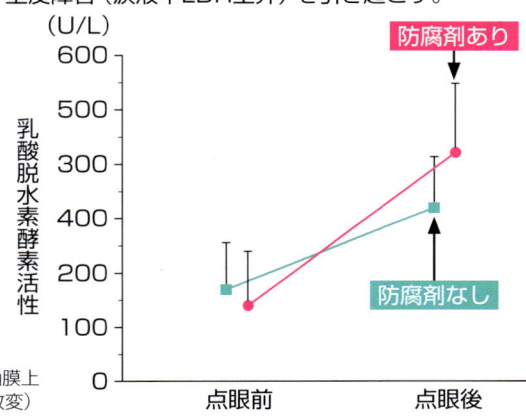

（大竹雄一郎，山田昌和，佐藤直樹，ほか: 点眼薬中の防腐剤による角膜上皮障害について. あたらしい眼科 1991; 8: 1599-1603. より引用改変）

診断のポイント

- ・病歴聴取では，処方薬以外の使用も念頭に置いて
- ・上皮障害の分布に注目
- ・特有の角膜所見を見逃さずに

●病歴聴取

病歴聴取に際しては，「患者さんは処方薬だけを，決められたとおりに使っているとは限らない」ということに留意すべきである。薬局で購入した点眼薬をずっと使っている場合もあるし，いわゆる「洗眼薬」を使っているかもしれない。実際，防腐剤なしの人工涙液を「何回使っても良い」と言われ，1時間に10回使っていた，という例に遭遇したこともある。また最近では，抗癌薬や生物学的製剤の全身投与に伴う薬剤性角膜障害も増えてきている（p.115,「VI-C. 全身投与による薬剤性障害」参照）。

●薬剤障害の有無の鑑別

薬剤障害の有無の鑑別には，他覚所見でも見当がつく。1つは上皮障害の分布であり，ドライアイではほぼ例外なく球結膜にも上皮障害があるのに対し，薬剤障害では上皮障害が角膜内に限局していることが多い VI-8 。これは薬剤の透過性が角膜のほうがずっと悪いために，より長い時間上皮内に留まるためと考えられる。もう1つは，角膜上皮のバリアー機能が選択的に障害されやすいことである。診療上では，フルオレセイン染色をした後にしばらく経って観察すると，上皮障害がそれほど強くなくても，色素が実質内まで浸透している所見がみられる（バスクリン角膜症， VI-9 ）。さらに進行すると，上皮障害が渦状（hurricane epitheliopathy），あるいはひび割れ状（epithelial crack line）となり，さらには遷延性上皮欠損へと進行していく VI-10 ， VI-11 。これらの所見をみたら，それまでのアナムネで明らかでなくても，使用点眼の有無をもう一度聞くべきである。また，角膜上皮障害が角膜下方に帯状，線状に生じやすいことも特徴の1つとして挙げられる。

薬剤性上皮障害，特にcrack lineを示すものはしばしばヘルペス角膜炎と混同されるが，所見をしっかりと把握すれば，この両者を鑑別することはそう難しくない。ポイントは，ヘルペス角膜炎ではterminal bulbとよばれる上皮障害の先端の膨大を認めることである。もう1つは，ヘルペス角膜炎では原則として感染が生じている部位以外の上皮障害は少ないのに対して，薬剤性障害では周囲の上皮障害も強くみられることである VI-12 。

VI-8 薬剤性上皮障害

角膜に比べて球結膜障害が少ない。

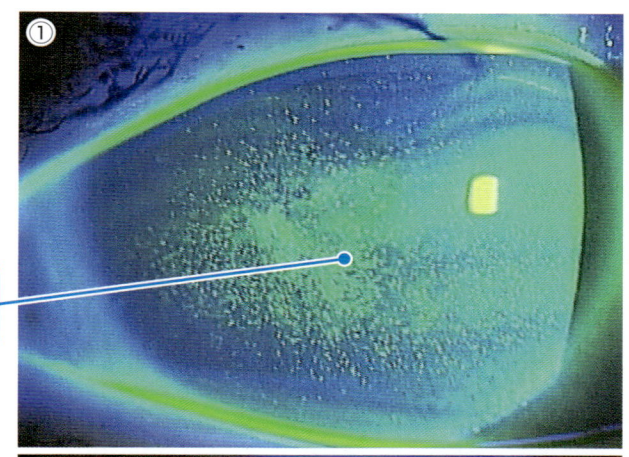

①

角膜上皮上には強い
SPKを認めても

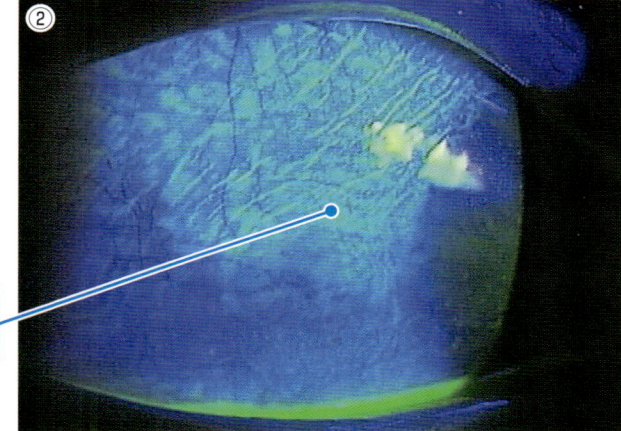

②

結膜染色が少ない場合は，薬
剤性障害を疑うべきである

VI-9 薬剤性上皮障害での
上皮透過性亢進

角膜上皮バリアーが障害されるので，フルオ
レセインの透過性が高くなる。

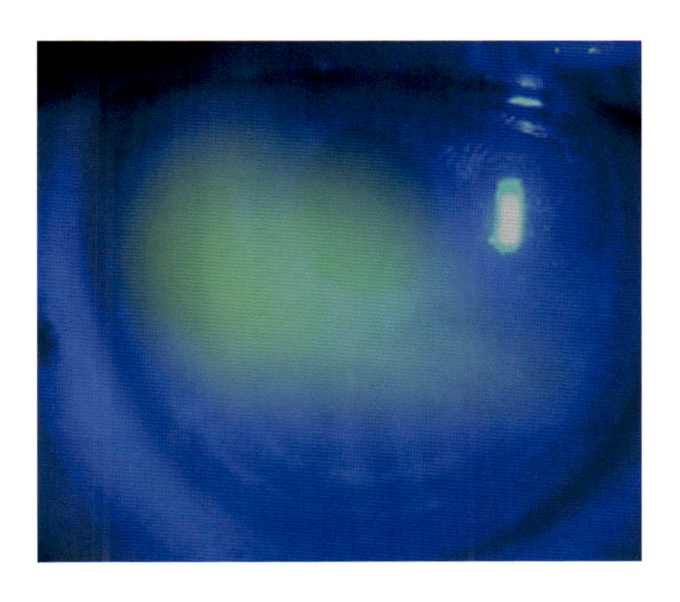

VI-10 epithelial crack line

数カ月にわたってヘルペス角膜炎として治療を受けていた薬剤性上皮障害の1例。

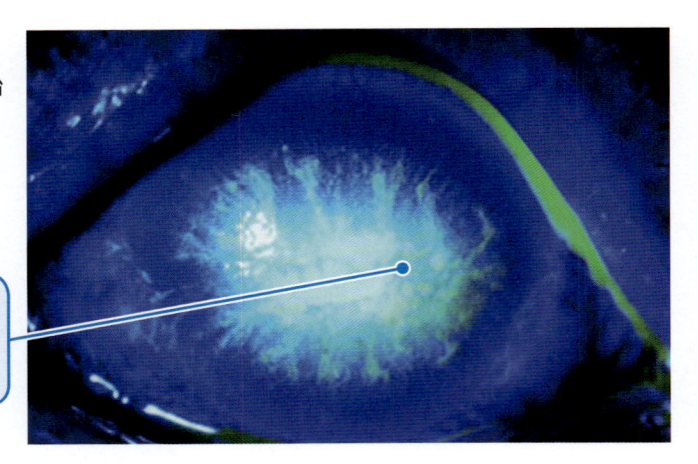

上皮欠損と複数のepithelial crack line，および周囲のSPKを認める

VI-11 薬剤性上皮障害による遷延性上皮欠損

やはり周囲の上皮障害を伴う。

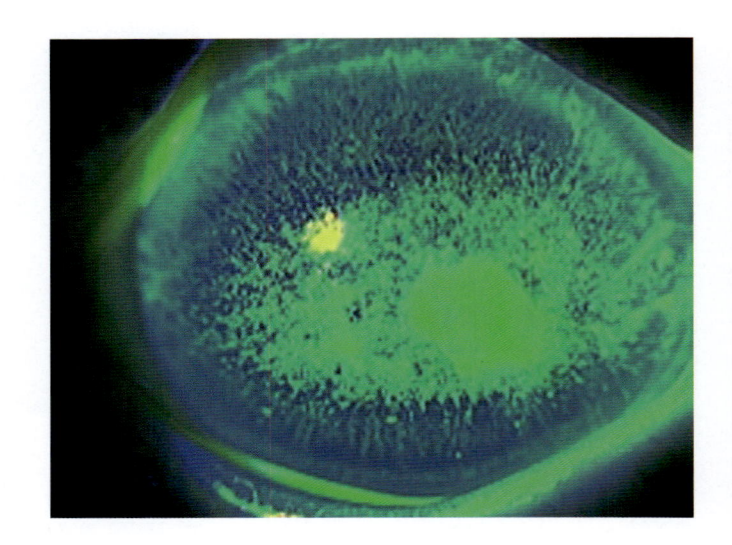

VI-12 上皮型ヘルペス角膜炎

terminal bulbを認め，周囲の上皮障害は少ない。

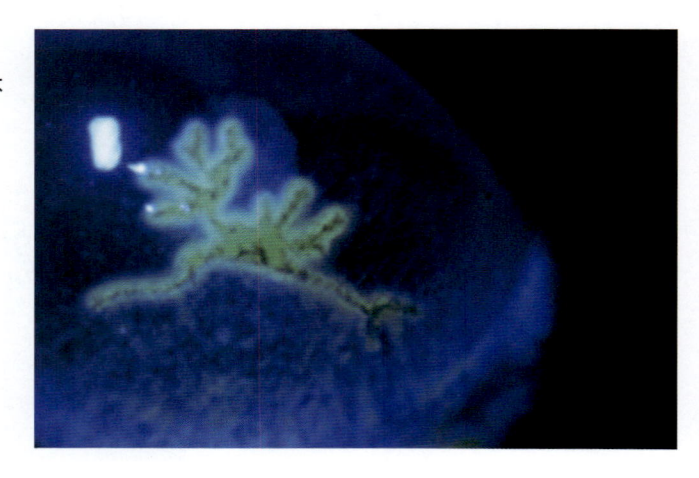

治療のポイント

　治療は原因となる薬剤を中止することが第一である。ヒアルロン酸製剤や角膜保護剤などの「角膜上皮に良い」とされる点眼も障害を起こしている上皮にはさらなる障害を引き起こしかねない。感染予防目的の抗菌薬点眼も最小限とすべきである（ニューキノロン系1日2回程度）。炎症症状が強い場合には0.1％フルオロメトロン点眼1日2回，もしくは少量のステロイド内服を併用することもある **VI-13**。

　角膜上皮のターンオーバーは通常では約1週間であるが，薬剤毒性では基底細胞の分裂が低下していることが多く，上皮修復が明らかとなるのに2〜4週間程度かかることが多い。患者さんは症状を改善させようと点眼を希望することが多いので，この点をよく説明して協力してもらうことが重要である。また，点眼内容によってはまったく中止することが難しいこともある。この場合には作用機序や防腐剤の内容が異なる同効薬に変更する。

VI-13 薬剤性上皮障害の治療経過

①初診時

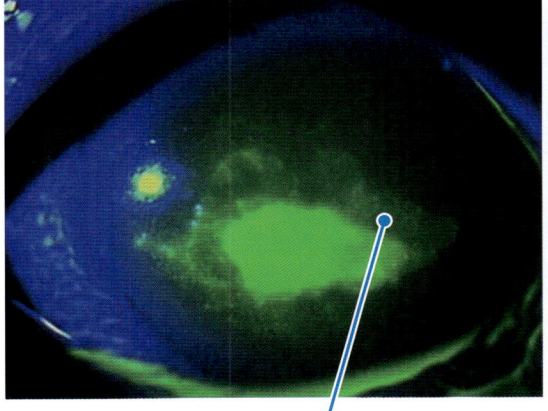

NSAID点眼による遷延性上皮欠損を認める。欠損周囲の上皮にも障害を認める

②10日後

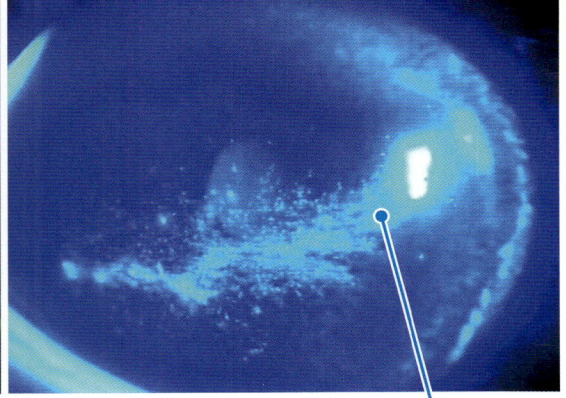

防腐剤無添加人工涙液のみに変更。上皮欠損は修復し，epithelial crack line様となった

③17日後

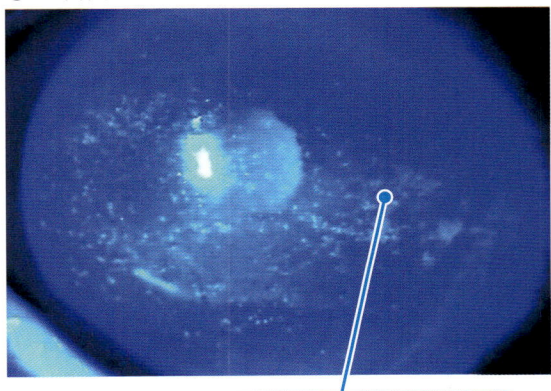

さらに治療を継続して，SPKのみとなった。このころから視力の改善を自覚

④35日後

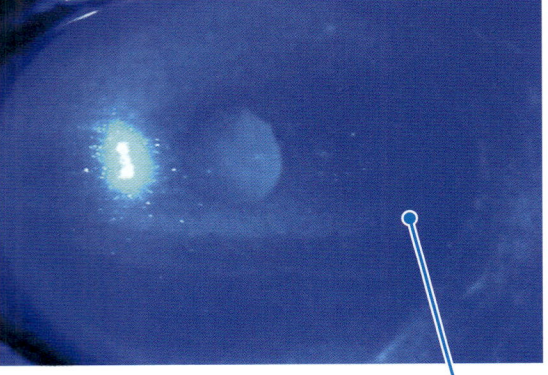

最終的に軽度のSPKを残すのみとなった。元々の軽症ドライアイの状態に戻ったものと考えられる

抗緑内障点眼薬の防腐剤

防腐剤は，多くの点眼薬に含まれており，なかでも塩化ベンザルコニウム（BAC）は使用頻度が高くかつ眼表面への影響が大きいので注意が必要である。抗緑内障点眼は，長期にかつ複数の点眼を使用する場合が多いため眼表面への影響が出やすい。防腐剤による眼表面障害を防ぐために，防腐剤濃度を低くする，防腐剤を無添加にするなどの点眼薬が開発されている表。抗緑内障薬の場合は，投与中止ができないことが多いので，同種で種類を変えたり，防腐剤の少ないものに変更して対処することになる図。

表 抗緑内障点眼薬と防腐剤

①防腐剤濃度を低くしたもの	・タフルプロスト（タプロス点眼液 0.0015%®）
②BAC以外の防腐剤を使用しているもの	・トラボプロスト（トラバタンズ®） ・トラボプロスト／チモロール（デュオトラバ®） ・ブリモニジン（アイファガン®） ・チモロールマレイン酸塩持続性点眼液（チモプトール XE®） ・カルテオロール塩酸塩／ラタノプロスト（ミケルナ®）
③点眼容器を工夫し薬液を無菌の状態で保てるようにしたもの	ⓐユニットドーズ（使い捨て点眼薬） ・タフルプロスト（タプロスミニ®） ・ドルゾラミド塩酸塩／チモロールマレイン酸塩（コソプトミニ®） ⓑマルチドーズ（メンブランフィルターにより，開封，点眼後に外からの細菌，異物の混入を防ぐ） ・チモロールマレイン酸塩，ニプラジロール，ラタノプロスト，イソプロピルウノプロストン，カルテオロールのジェネリック製剤の一部
④配合剤にして，全体の防腐剤の投与量を減らしたもの	・ドルゾラミド塩酸塩／チモロール マレイン酸塩（コソプト®） ・ブリンゾラミド／チモロールマレイン酸塩（アゾルガ®） ・ラタノプロスト／チモロールマレイン酸塩（ザラカム®） ・タフルプロスト／チモロールマレイン酸塩（タプコム®）

図 防腐剤による眼症状

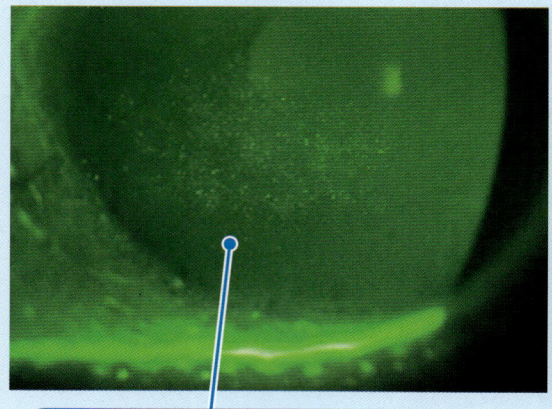 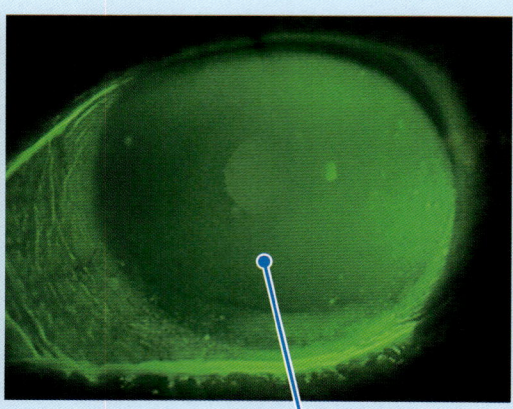

ラタノプロスト点眼使用中に出現したSPK。角膜中央部にかかると見づらさを訴えていた

トロボプロスト点眼に変更したところ，角膜中央部の上皮障害は消失した

Ⅵ-C. 全身投与による薬剤性障害

　薬剤性障害は点眼薬の専売特許ではない。全身投与された薬でも涙液を介して眼表面に影響を及ぼすことがある。薬剤性障害を思わせる角膜所見を認め，対応する点眼薬がない，もしくは点眼薬を中止しても症状が継続する場合は，全身投与薬の関与も疑うべきである。特に最近開発された抗癌薬や生物学的製剤に注意を要するものが多い Ⅵ-14 。本章では，そのなかの代表的なものであるTS-1®について述べる。

Ⅵ-14 全身投与によって眼表面の障害をきたしうる薬剤

薬剤名（商品名）	一般名	適応	眼表面障害
キロサイド®	シタラビン	白血病，悪性リンパ腫	角膜上皮障害，結膜炎
イレッサ®，アービタックス®，タルセバ®	エルロチニブ	非小細胞肺癌に対する分子標的薬（EGF受容体阻害薬）	角膜上皮障害
ジオトリフ®	アファチニブ	非小細胞肺癌	結膜炎

病態のポイント

> ・涙液中の5-フルオロウラシル（5-FU）による上皮障害
> ・涙道通過障害を伴うことがある

　TS-1®は，テガフール・ギメラシル・オテラシルカリウムを配合した結腸・直腸癌，頭頸部癌，非小細胞肺癌など種々の癌に対して用いられる内服薬である。特に外科的手術後の後治療や再発予防目的で広く用いられている。TS-1®は，体内で抗癌作用をもつ5-FUになり，これが涙液中に分泌されて障害を引き起こすと考えられている。特に分裂が活発な細胞が障害されるので，角膜上皮細胞に障害が及ぶことが多い。その他，涙道通過障害を生じることで流涙をきたし，さらに涙液貯留が亢進するために上皮障害が悪化することが起こりうる。

- 症状は流涙と視力低下が多い
- 投薬スケジュールで症状の寛解・増悪がみられる
- 角膜上皮だけでなく，輪部上皮への障害も起こりうる
- 休薬可能かどうか，かかりつけ医にコンサルト

　一般的な症状としては，流涙，異物感，視力低下がある。本剤は，4週間の投薬と2週間の休薬を1クールとする投与スケジュールが取られるので，投薬期間中に特に悪化する場合が多い。TS-1®による角膜上皮障害は，SPKや渦状上皮症から始まることが多いが **VI-15**，重症例では遷延性上皮欠損をきたし，角膜穿孔に至るケースもある。また，角膜輪部幹細胞の障害による結膜上皮の角膜内侵入をきたすこともあり，進行すると輪部機能不全となる場合もある **VI-16**。

　治療は，テガフール・ギメラシル・オテラシルカリウム（TS-1®）の休薬がベストであるが，かかりつけ医へのコンサルトが必要となる。全身状態からそれがかなわない場合は，人工涙液によるウォッシュアウトを定期的に行う。また，涙道通過障害が高度となる前にシリコーンチューブ留置を行うことで悪循環に陥るのを予防できる場合もある。

VI-15 TS-1®による薬剤性上皮障害の1例

角膜の渦状上皮症とSPKを認める（①）が，結膜上皮障害はほとんど認めない（②）。

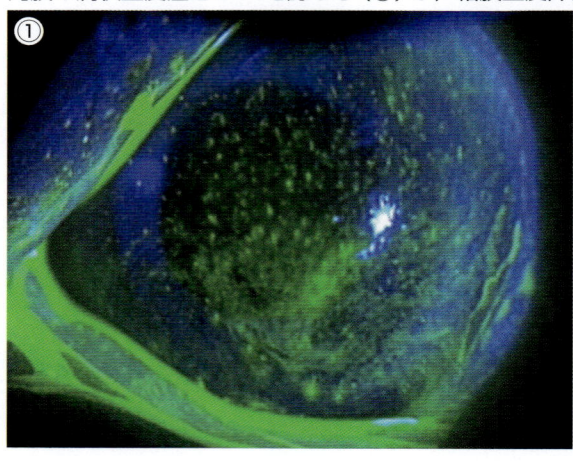
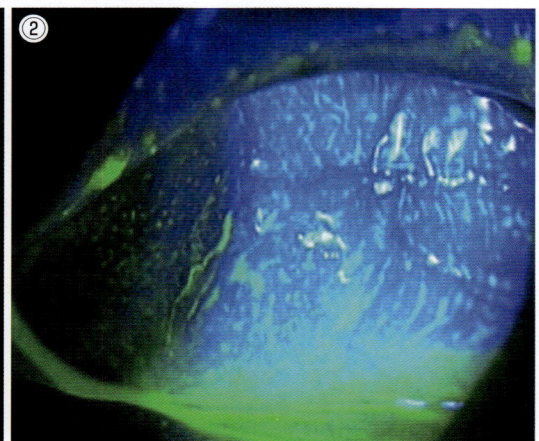

VI-16 TS-1®による輪部機能低下に伴う結膜上皮侵入

輪部幹細胞の機能低下が推測される。

上方より結膜上皮と思われる透過性の高い上皮の面状の侵入を認めた。投薬中止により改善した

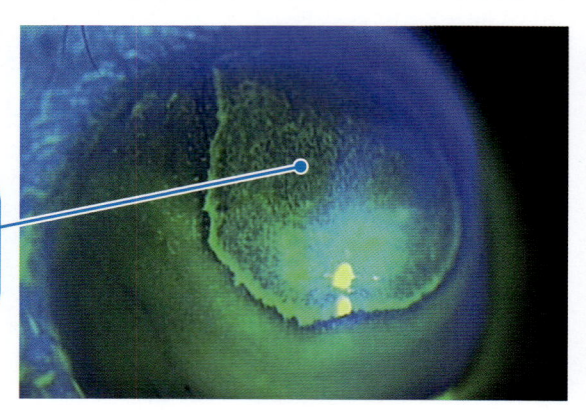

Ⅵ-D. 手術によるドライアイ

　白内障をはじめとする眼科手術は，高齢化と相まって増加の一途をたどっている。それに伴って術前には問題とならなかったドライアイが術後に顕在化しており，患者満足度を下げる大きな要因となりうる。眼科手術後ドライアイの最大の悪化要因は，神経切断によるものであり，その意味でLASIKや角膜移植など広範囲の角膜切開を伴う手術では術後の眼表面障害を生じやすい Ⅵ-17 。白内障手術は，以前の水晶体嚢外摘出術に比べると小切開超音波乳化吸引術では眼表面に与える影響は格段に小さくなった。しかしながら近年の報告でも白内障術後にドライアイを新たに生じる例は少なくなく，これには手術侵襲や術後投薬の影響があるものと推測される。

Ⅵ-17 ドライアイを引き起こしやすい眼科手術

①LASIK
②白内障手術
③角膜移植
④眼瞼・結膜手術
⑤その他

手術によるドライアイの要因

●瞬目，知覚低下

　切開を行う手術では，知覚神経の障害を生じさせて知覚低下を起こすことがある。LASIKや角膜移植はその典型であり，涙液分泌低下，瞬目回数の減少，角膜上皮の菲薄化，上皮障害を起こしやすい状態といえる Ⅵ-18 ， Ⅵ-19 。

●炎症

　最近のドライアイ研究では，炎症とのかかわりが注目されている。ドライアイの動物モデルや患者の結膜上皮，涙液中では，炎症性サイトカインやケモカインが増加していることが示されており，ドライアイの病態にTH17などのリンパ球の活性化がかかわっていることが示されている。これらの炎症はいわゆる『慢性炎症』であり，前眼部手術後の「急性炎症」と同一ではないが，手術をきっかけに炎症が増悪して，その結果としてドライアイが悪化することは十分起こりうる。

●手術操作

①開瞼維持

②光毒性

③消毒・洗眼

上述したこれらの因子はいずれも，眼表面にストレスを与えるものであり，杯細胞密度やムチンの減少などを引き起こすことが報告されている。

●術後投薬

前眼部手術後に用いられる投薬は，眼表面の変化を伴いやすい。多くの点眼薬に含まれている防腐剤は，上皮障害を起こす原因となるし，知覚低下や炎症などで普段の状態では問題とならない防腐剤の影響が表に出る可能性も高まる。さらに術後しばしば用いられるNSAIDやβ遮断薬点眼は，点眼薬自体の上皮毒性に加え，知覚低下を生じさせるために眼表面の障害を加速させる可能性がある。前眼部手術後に角結膜上皮障害が遷延した場合には，点眼薬，特に上皮毒性のあるものは中止もしくは減量を考えたほうがいい。

治療のポイント

・可能であれば悪化要因の除去
・病態に応じた対処を

手術後ドライアイに対して万能の薬はない。もともと涙液減少があるなどの理由で乾燥が要因となっている場合は，ジクアホソル点眼や涙点プラグなどの涙液量を増やす治療法を施す。上皮細胞の脆弱性の関与が大きい場合は，治療用コンタクトレンズや涙点プラグ，羊膜カバーなどが奏効する場合も多い VI-20 。

VI-E. その他の外的要因

ドライアイが冬場に多いことはよく経験されるところであり，これには低温や低湿度などの環境要因が関係している。また，エアコンや扇風機の風が直接当たるなどの職場環境も関係する。ただしこれらはあくまで悪化要因であり，これだけで重度のドライアイを引き起こすことは考えづらい。また，中国などでは，大気汚染がドライアイの最大のリスクファクターと認識されているようである。わが国でも，限られた職場環境で同様の悪化要因が存在するかもしれない。

VI-18 典型的なLASIK後のドライアイ

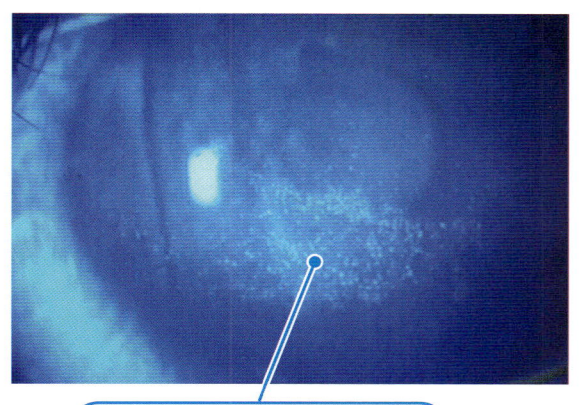

角膜中央やや下方にSPKを
生じることが多い

VI-19 角膜中央に及ぶ上皮障害を伴った
LASIK後ドライアイ

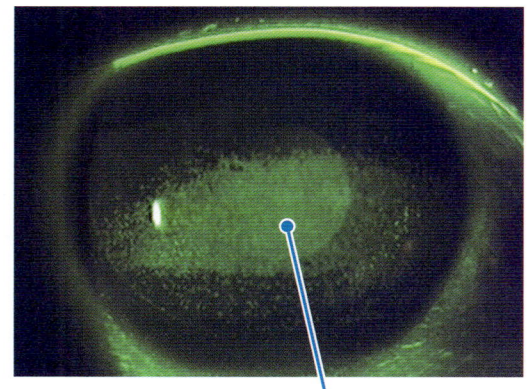

術後の視力回復に影響し，患
者満足度を下げる原因となる

VI-20 全層角膜移植後の遷延性上皮欠損

①

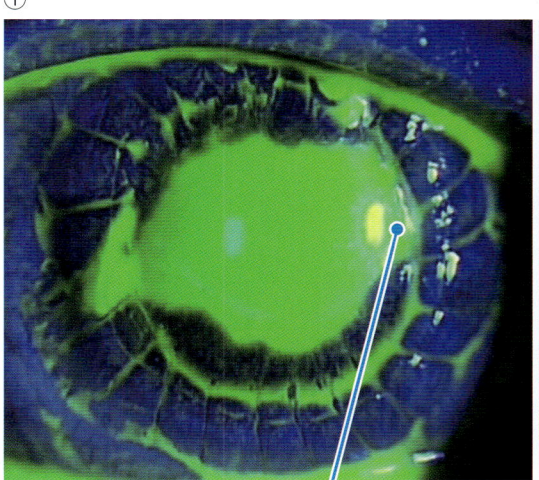

全層角膜移植後の遷延性上皮欠
損。点眼薬ではなかなか改善し
なかった

②

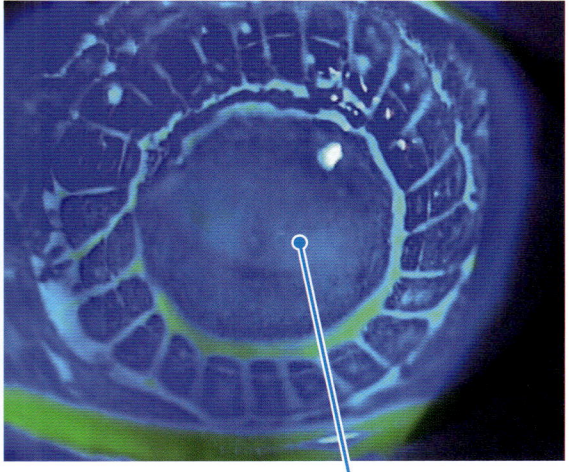

もともとの涙液量減少は軽度であったが、
上皮障害の治療目的で上下涙点プラグを
施行したところ、速やかに上皮化が得ら
れた

関連疾患
"見逃してはならないポイント／摩擦関連疾患・その他"

A. lid wiper epitheliopathy (LWE)

B. 上輪部角結膜炎(SLK)

C. 糸状角膜炎

D. 眼瞼けいれん

E. 瞬目，閉瞼異常，知覚低下

TOPIX

TOPIX 9　重症ドライアイは別物

ドライアイの病態には，瞬目に伴って生じる眼瞼縁と眼表面の摩擦に関連したものも重要である。この摩擦は，通常の診察では目に見えない過程であるため，得てして見逃されがちである。摩擦に起因する眼表面疾患は，疼痛，異物感など強い自覚症状を引き起こすことが多く，正しく診断することが重要となる。

Ⅶ-A. lid wiper epitheliopathy(LWE)

- ・典型的な摩擦関連疾患
- ・生体染色試験が診断に必須
- ・ソフトコンタクトレンズとの関連が推測されている

病態のポイント

　lid wiperとは，瞬目によって眼表面と接触する瞼縁に近い瞼結膜の帯状の部分を示す Ⅶ-1 。この部分の摩擦の亢進が上皮障害や眼不快感の原因となりうることが見出されたのは比較的新しく，2002年のKorbらの論文によってであった。その後の研究により，上眼瞼だけでなく下眼瞼にも同様の異常がみられること，およびソフトコンタクトレンズ装用者で頻度が高いことが明らかとなった。
　臨床上，見逃されている例が多いので，慢性の眼不快感があり，通常の点眼治療でまったく改善しない症例では疑ってみる必要がある。詳細に観察するとLWE様の染色像はかなりの比率で発見されるが，そのすべてが眼不快感を訴えるわけではなく，その理由は不明なままである。

Ⅶ-1 上眼瞼の構造

- Meibom腺
- Kessing space
- 重層円柱上皮
- 眼表面
- subtarsal fold
- lid wiper：瞬目に伴って眼表面と摩擦を生じる部を"lid wiper"という
- 重層扁平上皮
- Meibom腺開口部

診断のポイント

　LWEの診断はフルオレセインなどの生体染色が必須である。染色後，瞼結膜を観察すると，瞼縁に沿った帯状の染色が観察される。対応する部分の眼表面上皮の障害を伴うこともある Ⅶ-2 ，Ⅶ-3 ，Ⅶ-4 。

Ⅶ-2 左眼上方のLWE染色像
中央から耳側にかけてやや幅の広い染色部を認める。

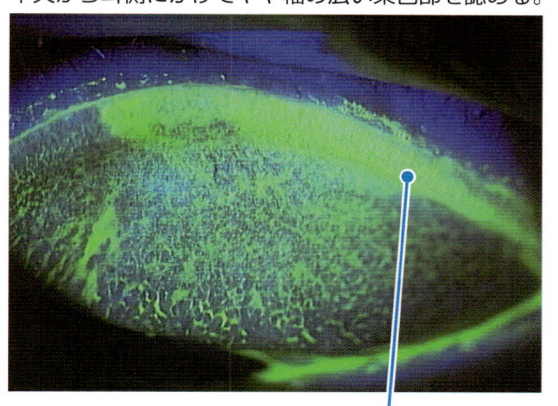

　フルオレセインで帯状の
　陽性染色を認める

Ⅶ-3 LWEのスリット所見
生体染色を用いないとLWEの存在は明らかでない。

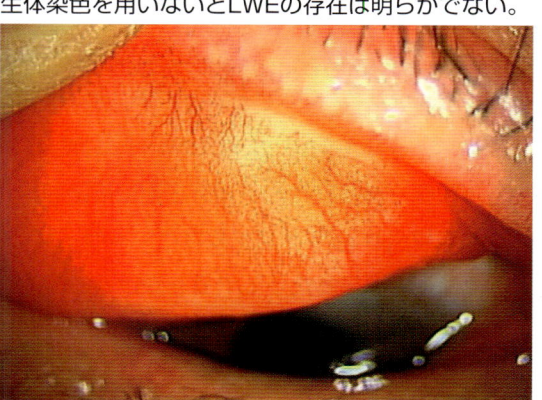

Ⅶ-4 下方LWEに伴って生じた角膜上皮障害

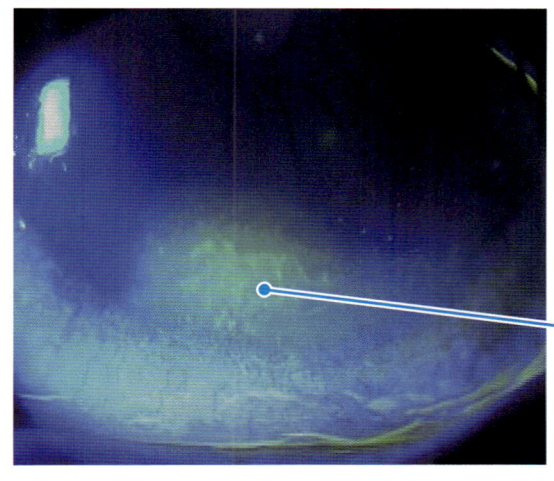

　LWEで生じた摩擦による
　角膜上皮障害

治療のポイント

　LWEの治療法は確立されたものはない。ジクアホソル（ジクアス®），レバミピド（ムコスタ®）などの点眼治療が選択されるが，すべての症例で有効なわけではない。ソフトコンタクトレンズ装用者では，レンズ種類の交換や装用中止で改善が得られることもある。

Ⅶ-B. 上輪部角結膜炎(SLK)

- ・典型的な摩擦関連疾患
- ・見逃されている例が多い
- ・甲状腺機能のチェックも

病態のポイント

　SLKは，原因不明の上方の輪部〜球結膜を中心とする慢性炎症性疾患であり，患者は持続する異物感，眼脂，充血などドライアイ類似の症状を訴える Ⅶ-5 。中年以降の女性にやや多い。他覚的にも糸状角膜炎やSPKを呈するなど，ドライアイと共通点が多い。ドライアイのほか，慢性結膜炎などの診断で年余にわたって治療を受けるものの改善なく通院を続けている例も多い。

　病態は，球結膜と瞼縁との摩擦亢進であり，病変部位の結膜は角化や杯細胞の減少などの扁平上皮化生をきたす。扁平上皮化生の原因は不明であるが，瞼縁との物理的な接触過多によって引き起こされていると推測される。局所的な涙液成分の供給不足が関与しているとの考えもある。

Ⅶ-5 SLKの前眼部所見

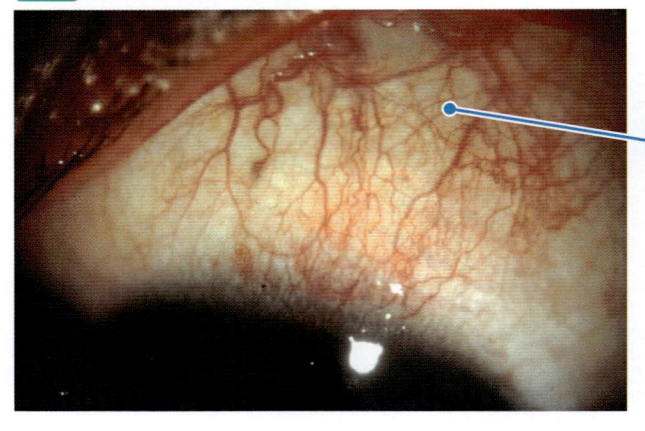

上方球結膜の充血を認める

診断のポイント

　診断は上方の結膜の状態を観察することに尽きる。

　フルオレセインなどの染色試験で，上方の輪部から球結膜にかけての染色が認められる Ⅶ-6 。対応する瞼結膜には，乳頭増殖などの非特異的な所見がみられる。上方の球結膜は，強膜との癒着が低下しており，このことから上方の結膜弛緩として捉えられることもある。これをチェックするには，上眼瞼を軽く圧迫気味に角膜に向かって押し下げると観察しやすい Ⅶ-7 。

　症例の約1/3に甲状腺機能亢進症が認められるので，内科的チェックが必要である。

Ⅶ-6 SLKの上方球結膜所見

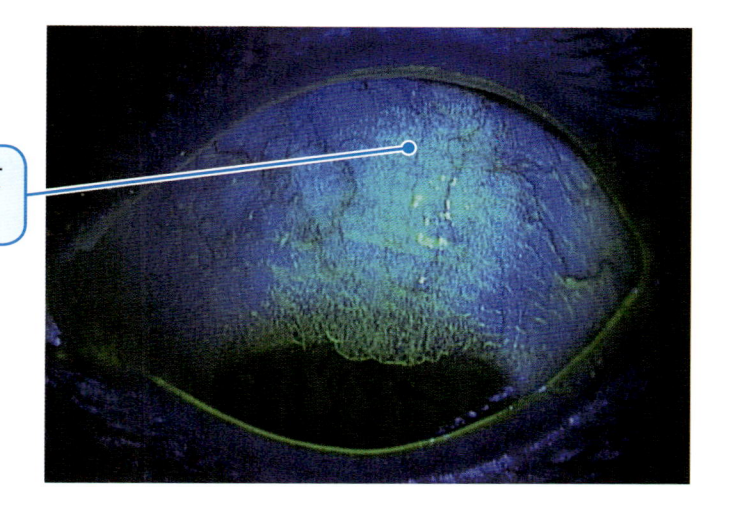

上部輪部から球結膜にかけて
面状の上皮障害がみられる

Ⅶ-7 SLKの結膜弛緩症様所見

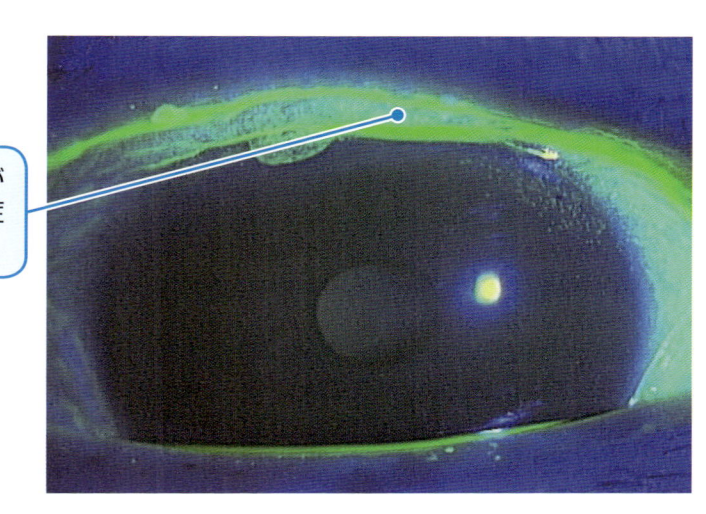

上方の球結膜と強膜の癒着が
弱くなっており，結膜弛緩症
様の所見がみられる

▌治療のポイント

　SLKの治療は，内科的治療と外科的治療に分けられる。病変部の乾燥と角化を改善するために点眼治療を行うのが一般的であるが，人工涙液，ヒアルロン酸製剤（ヒアレイン®など）は無効であることが多い。また，ステロイド，NSAIDも多くの場合効果的でない。ジクアホソル，レバミピドは有効である場合があり，特にレバミピドは摩擦軽減の観点から第一選択として用いられることが多い。また，病変部への涙液成分の供給を目的に，自己血清点眼が用いられることがある。

　点眼治療が無効な場合は，外科的治療が考慮される。涙点プラグによる涙液量増加は，病変部への涙液供給の増加の面で有効であり，特に涙液分泌量低下を伴う症例ではよい適応となる。病変部の球結膜と強膜の癒着を増加させて摩擦を軽減させるために，球結膜の焼灼も古くから行われている。さらに，結膜弛緩症と同様の球結膜の切除は有効性が高く，難治例には積極的に試みるべきと考えられる。

VII-C. 糸状角膜炎

- ・糸状角膜炎は，慢性の上皮障害，繰り返す摩擦によって形成される
- ・高度の涙液分泌低下を伴うものと，これ以外のものに分けて考えると対処しやすい
- ・後者は，瞼縁の位置にも影響される

病態のポイント

　糸状角膜炎（filamentary keratitis）は，スリットランプで容易に観察できる異常であるが，得てして治療に難渋する。まずは糸状物の成因について正しく理解することが重要である。

　糸状角膜炎は，繰り返す異物感から眼科を受診する割合が高く，長期間にわたって根治させることができないことも多く患者，医師の双方にとってやっかいな疾患である。糸状物を採取して調べてみると，芯の部分は変性した上皮細胞がみられ，その周りをムチンや炎症細胞が取り巻く層構造を呈している。このことより糸状角膜炎の発生には，

①慢性の上皮障害
②瞼縁の摩擦

の2つの要素が深くかかわっていることがわかる。

診断のポイント

　臨床的にもまずは，涙液分泌低下（しばしば高度の）を伴っているかどうかが大きなポイントとなる。涙液減少を伴っている例では，糸状物の周囲や球結膜の上皮障害も認められ，糸状物は瞼裂部に出現する VII-8 。

　もう1つは，瞼縁と角膜表面の接触状態に異常があるタイプである。このタイプでは，眼瞼下垂や眼瞼の内反・外反を伴っている場合が多く，糸状物は眼瞼で隠れた部分に多く出現する VII-9 。

治療のポイント

　治療法もこのどちらのタイプかによって異なる。

　涙液減少を伴うものでは涙液量を増やすことが主体となる。点眼治療ではジクアホソルがこれに該当するが，同時にムチン分泌も増やすので逆効果の場合もある。Sjögren症候群など高度の涙液分泌低下例に伴う糸状角膜炎には，上下の涙点プラグがよい適応となる VII-8 。

　一方で眼瞼の解剖学的異常の場合は，まずは摩擦軽減目的でレパミピドが試みられる。不十分な場合は，眼瞼手術が必要なこともある。実際には，涙液分泌低下と眼瞼の異常の双方が関与している場合も多く，これらの治療法を組み合わせて行う。瞬目に伴い疼痛を軽減させる目的で，治療用ソフトコンタクトレンズを長期装用している例もみられるが，あくまで一時的にすべきであり，他の治療をまず試みるべきである。

　 VII-10 に糸状角膜炎の診断と治療フローチャートを示す。

Ⅶ-8 Sjögren症候群でみられた強い上皮障害を伴う糸状角膜炎

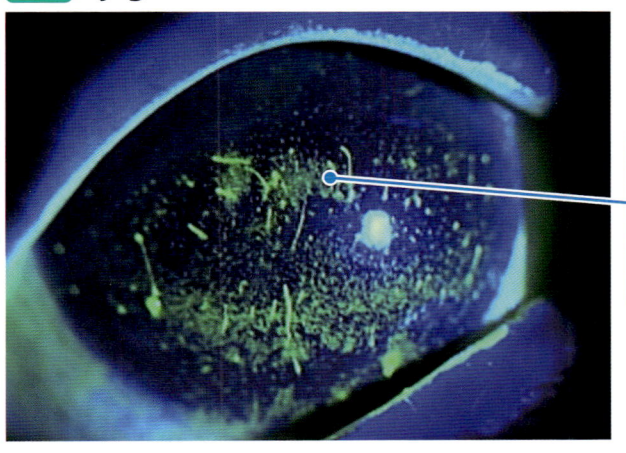

瞼裂部に強い上皮障害と糸状物を多数認める。涙液メニスカスも低く，涙液減少型ドライアイに合併した糸状角膜炎と考えられる

Ⅶ-9 顔面神経麻痺に続発する眼瞼外反でみられた糸状角膜炎

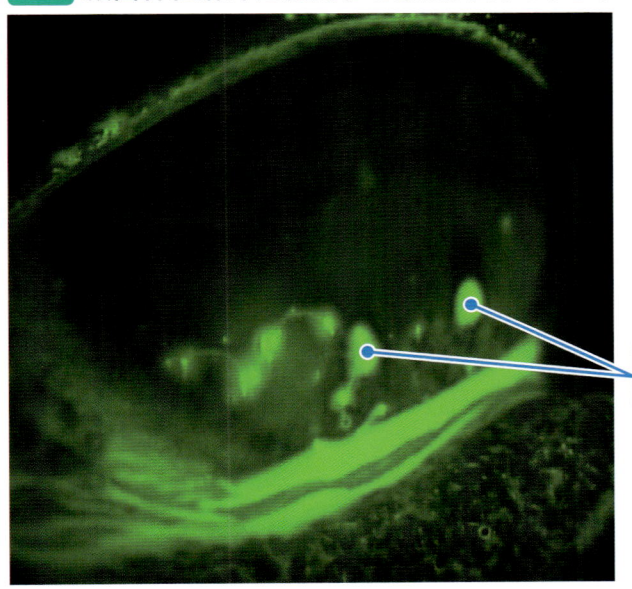

眼瞼で覆われる部に生じた糸状物を認める

Ⅶ-10 糸状角膜炎の診断と治療フローチャート

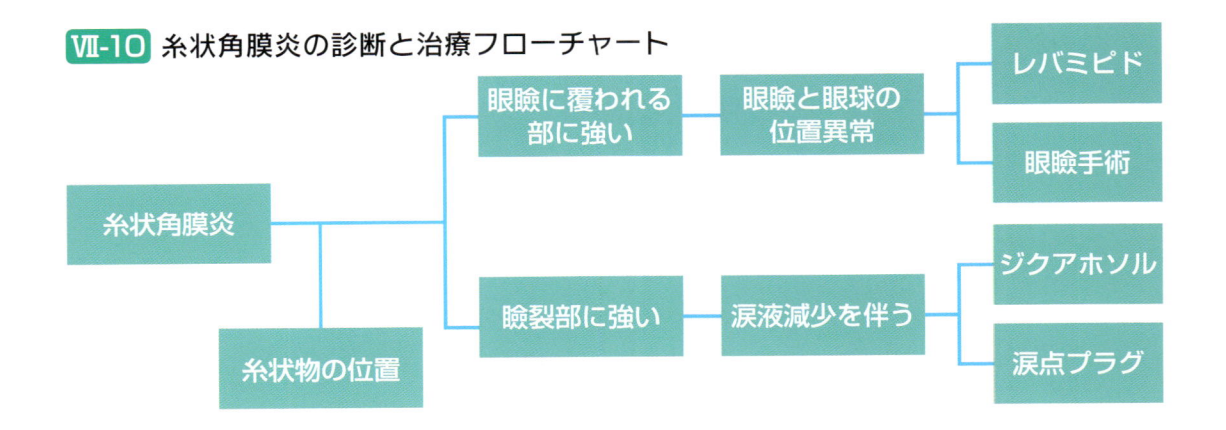

糸状角膜炎 ─ 糸状物の位置
- 眼瞼に覆われる部に強い → 眼瞼と眼球の位置異常 → レバミピド / 眼瞼手術
- 瞼裂部に強い → 涙液減少を伴う → ジクアホソル / 涙点プラグ

Ⅶ-D. 眼瞼けいれん

・羞明が強い場合は要注意
・疑わしい場合は瞬目テストを
・薬剤服用との関連に注目

病態のポイント

眼瞼けいれんは，典型例では開瞼失行や不随意閉瞼をきたす局所性ジストニアに属する疾患であるが，「眼が乾く」，「眼をつぶっていたほうが楽」，「眼の周りがゴロゴロする」などのドライアイ類似の訴えがみられることが多いので，鑑別が問題となる Ⅶ-11 。また疫学的にも，中年以降の女性に多く，抗精神病薬内服と関連があることがあるなどドライアイとの類似点がある。眼瞼けいれんとドライアイの合併例も多く存在することは鑑別をさらに困難にしている。実際上は，ドライアイ様の主訴で来院して，種々の治療に抵抗する場合に，鑑別疾患として考えることが重要と思われる。

眼瞼けいれん患者の訴えは一般に強く，日常生活をおくるのが困難，といった訴えも少なくない。特に「眩しい」，「眼を開けていられない」という訴えはかなり特徴的で，対応する上皮障害が認められない場合は眼瞼けいれんを考えるべきである。また「電柱にぶつかる」などのエピソードは，通常のドライアイではまず聞かれず，眼瞼けいれんを疑うべきである。

Ⅶ-11 眼瞼けいれん

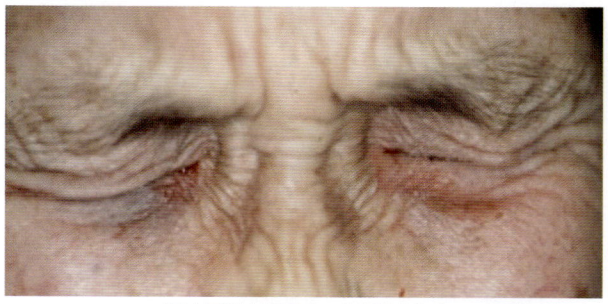

（日本医科大学眼科　小野眞史先生のご厚意による）

診断のポイント

　診察室で手軽にできる検査として瞬目テストがある。本疾患では随意瞬目をさせた場合に不随意瞬目が不規則に混入したり，眼輪筋や顔面筋に不随意運動が混入することが認められることがある。以下のテストがある。

①**速瞬テスト**：できるだけ速い瞬目を連続して行わせる。早い瞬きができなかったり，他の顔面筋の不随意の運動がみられたりすると陽性と判定する。

②**軽瞬テスト**：軽く歯切れのよい随意瞬目を促すと，強い開閉瞼になったり，瞬目過多が生じたり，瞬目不能になったりすると陽性とする。

③**強瞬テスト**：強い閉瞼と開瞼を繰り返させる。開瞼ができなくなったり，強い顔面筋の攣縮が起これば陽性と判定する。

　眼瞼けいれんと薬物服用との関連も注目されており，抗不安薬であるベンゾジアゼピン系のクロナゼパム（リボトリール®など），チエノジアゼピン系のエチゾラム（デパス®）などの服用によって誘発されることがある。また，睡眠導入薬内服と関連している場合もあり，眼瞼けいれん患者の増加と関連していると推測されている。

VII-E. 瞬目，閉瞼異常，知覚低下

　涙液のターンオーバーは，（副）涙腺からの分泌，眼表面からの蒸発，涙点からの排出の3つのバランスの上に成り立っている。

瞬目の減少

　瞬目が少なくなると，涙点からの排出が阻害され，涙液の新陳代謝が悪くなる。瞬目の減少は，涙液分泌，排出，眼表面への分布のすべてを阻害し，眼表面障害が生じやすくなる。瞬目の減少は，前眼部手術，糖尿病など角膜知覚の低下を起こす疾患で生じ，その他，コンピュータ作業などの近業によっても引き起こされ，慢性の眼不快感の原因となりうる VII-12 。

VII-12 **瞬目の減少をきたす疾患**

①注視，集中
②Parkinson病
③角膜知覚低下
④アルコール摂取
⑤アセチルコリンアゴニスト投与
⑥GABAアゴニスト投与

　また，瞬目は回数の減少だけでなく完全に閉じない場合も同様の変化をきたす。正常者でもよく観察すると，瞬目時に完全に閉瞼しない「不完全瞬目」を行っているものがある。コンタクトレンズ装用者にもよく「浅い瞬目」を認めるが，この場合も下方角結膜が持続的に乾燥してしまうために上皮障害の原因となる**Ⅶ-13**。

Ⅶ-13 閉瞼異常をきたす疾患

①顔面神経麻痺
②眼瞼の変形
③眼球突出
④コンタクトレンズ装用者
⑤夜間兎眼 **Ⅶ-14**
⑥正常者

Ⅶ-14 夜間兎眼
飲酒翌日に異物感を生じることが多いということで来院した。

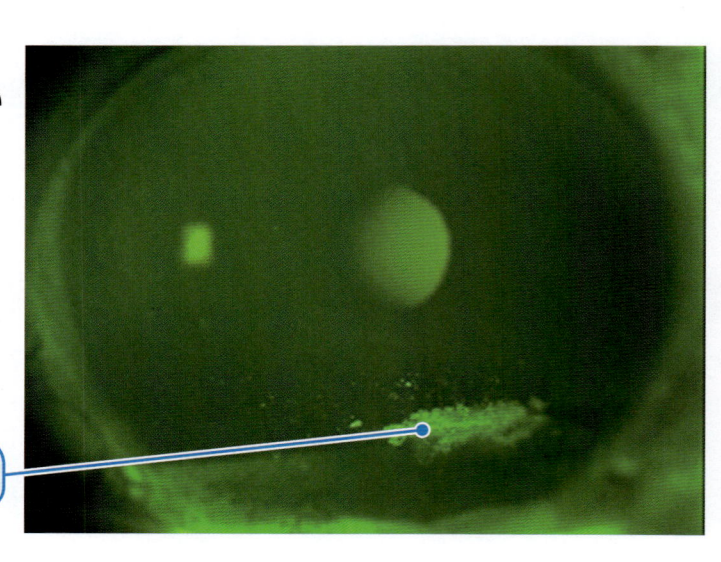

帯状の角膜上皮障害

角膜知覚低下

　角膜知覚は，瞬目を行ううえで重要であるが，三叉神経の機能低下を伴う場合は神経栄養因子の欠乏によって上皮の障害が生じやすくなる。眼科手術の増加によって角膜知覚の低下を伴う例は増加傾向にある（p.117，「Ⅵ-D. 手術によるドライアイ」参照）。その他ある種の点眼薬，角膜疾患でも角膜知覚は低下することがある。角膜知覚低下はスリットランプでは検出できないので，全身疾患や眼科手術の既往，瞬目や上皮障害のパターンから類推して角膜知覚検査を行うことが重要である。

　角膜知覚低下をきたす疾患を **Ⅶ-15** にまとめた。

Ⅶ-15 角膜知覚低下を
きたす疾患

全身疾患	①糖尿病 ②三叉神経麻痺
眼科疾患	①角膜ヘルペス ②角膜炎後 ③重症ドライアイ
眼科手術	①LASIK ②白内障手術 ③角膜切開 　放射状角膜切開術（radial keratotomy；RK） 　乱視矯正角膜切開術（astigmatic keratotomy；AK）， 　など ④角膜移植
点眼薬	①点眼麻酔薬 ②NSAID ③β遮断薬
その他	①コンタクトレンズ装用

重症ドライアイは別物

　日常診療で遭遇する頻度はそうそう高くないが，いわゆる「重症ドライアイ」は，治療の手ごわさの面から通常のドライアイとは別に考えたほうがいい。ここでいう重症ドライアイとは，（偽）眼類天疱瘡，Stevens-Johnson症候群，角結膜化学傷，移植片対宿主病（graft versus host disease；GVHD），放射線角膜炎などである。

　重症ドライアイの特徴は，①免疫異常を伴う，②強い遷延性の炎症を伴う，③高度の涙腺組織障害を伴う，④ときに輪部機能不全や眼表面の角化を伴う，などである。明らかな病歴があったり，急性に生じた場合は鑑別に困ることはないが，慢性に進行する（偽）眼類天疱瘡などは長年ドライアイや結膜炎として治療されていることも多い。専門施設への紹介のタイミングを逃さないためにも，鑑別点はしっかりチェックしよう。

　大事なポイントは，①周辺からの結膜侵入 図-1 と結膜囊短縮 図-2 である。抗緑内障薬などの長期投与が関係する例もみられる。治療は，点眼を中心としたドライアイ治療と，羊膜移植や上皮移植などの外科的治療 図-3 の組み合わせとなるので，進行性の場合は専門施設での治療をお勧めしたほうがいい。

図-1 輪部機能不全に伴う結膜侵入

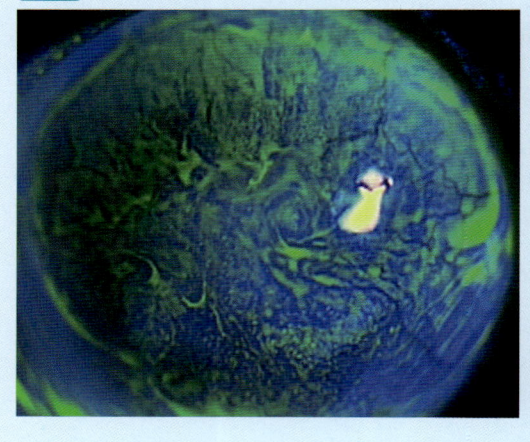

図-2 結膜囊短縮

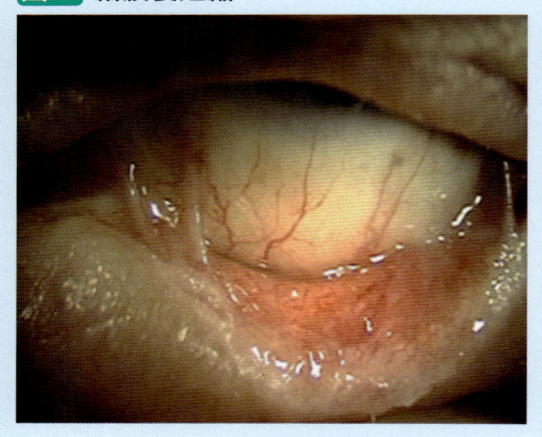

図-3 輪部機能不全を伴う例
外科的治療も考慮される。

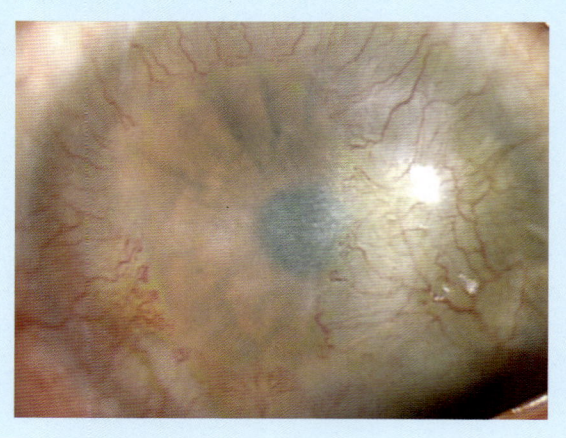

治療

A. わが国はドライアイ治療先進国

B. まずは主要点眼4種の正しい用い方を
しっかりと把握しよう

C. 抗炎症療法

D. その他の内科的治療法

E. 涙点プラグ，涙点閉鎖

TOPIX

Ⅷ-A. わが国はドライアイ治療先進国

　ヒアルロン酸製剤が発売されてから20年余り，わが国ではドライアイ治療薬が複数上市され，治療の選択肢が増えている。われわれはこの状況を当たり前のものとして捉えがちだが，実は世界的にみてもかなり恵まれている。アメリカでドライアイ治療薬として使われているのは，人工涙液とシクロスポリン製剤（Restasis®）とLifitegrast（Xiidra®）という2種類の免疫抑制薬だけ。ヨーロッパもほとんどが人工涙液のみという状況にある。治療の選択肢が増えたことで，われわれのドライアイへの理解は一段と進んだ。もはや「ドライアイにはなんでもこの薬」という時代ではなく，ドライアイのタイプによって使い分ける時代になってきている。「まずはこれ，ダメならこれ」というのではなく，「この患者にはこれが第一選択となる（はず）」，そして効かない場合はなぜ効かなかったかを考え，他の薬にスイッチするか併用を考える。そのためには，まず個々の治療法の得意とする病態を把握することが重要である。

Ⅷ-B. まずは主要点眼4種の正しい用い方をしっかりと把握しよう

　人工涙液，ヒアルロン酸製剤（ヒアレイン®など），ジクアホソル（ジクアス®），レバミピド（ムコスタ®）は，ドライアイ治療の基本構成薬であり，ほとんどの場合はまずはこれらから治療を開始する。まずこれらの特質を正しく把握することが重要である。

人工涙液

　どこの国でもあるドライアイ治療薬である人工涙液。その実態は，生理食塩水をベースとしてさまざまな添加物を加えたものであり，添加物の内容によって個性を出そうとしている。コンドロイチン硫酸などのいわゆる「角膜保護薬」も同効と考えて差し支えない。

人工涙液は一時的に眼表面の涙液量を増加させるが，その効果は数分～5分程度しか持続しない。「点眼した直後は良いが，すぐに乾く」という訴えがよく聞かれるゆえんである。ドライアイに伴う上皮障害は，人工涙液の使用で改善することは報告されているが，これは涙液量の増加による二次的な効果であり，人工涙液自体には（名前とは反して）涙液層や眼表面上皮障害を改善させる効果はない。人工涙液のもう1つの用い方は，いわゆる「ウォッシュアウト効果」である。他の薬剤や防腐剤の滞留を減らしたり，異物や眼脂の排出を促したりするのに用いやすい。

塩化ベンザルコニウムなどの防腐剤を含むものと含まないものに分けることができ，その使い分けは点眼回数で考えるのが適切である。一般に1日に4～5回以上点眼する必要がある場合は，防腐剤無添加のものを選択するのが望ましい。ソフトコンタクトレンズの上から点眼する場合も防腐剤無添加のものを選択する Ⅷ-1，Ⅷ-2。

Ⅷ-1 防腐剤無添加の人工涙液「ソフトサンティア®」

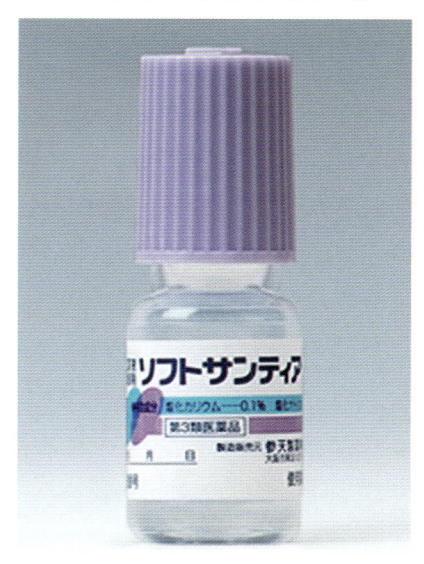

Ⅷ-2 防腐剤無添加の人工涙液「アイリスCL-Iネオ」

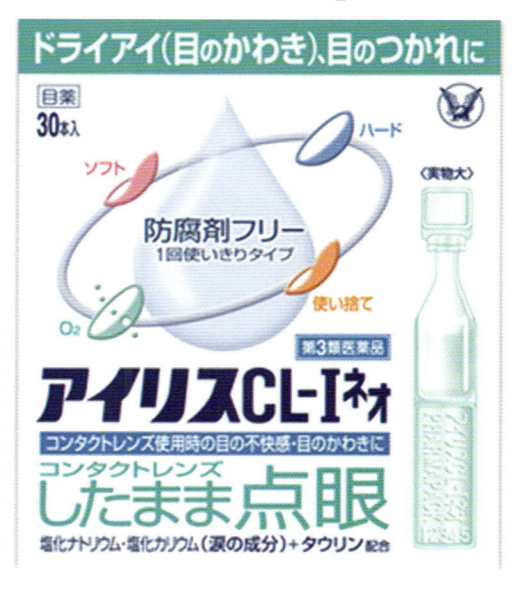

ヒアルロン酸製剤

ヒアルロン酸製剤は長らくわが国におけるドライアイ治療の第一選択薬として広く使われてきた。後述の新しいドライアイ治療薬が出た今，もう一度ヒアルロン酸製剤の立ち位置を考えてみたい。

ストロングポイント
- 保湿効果に優れる
- 眼表面滞留性が良い
- 角結膜上皮修復作用を有する
- 副作用がほとんどない

ウィークポイント
- 高度な涙液減少眼では逆効果
- 高濃度がいいとは限らない
- 涙液層安定化の効果は限定的

こういう例に最適
- 乾燥感や目の疲れを伴う軽症〜中等症のドライアイ
- 蒸発亢進型ドライアイ

ヒアルロン酸は点眼薬以外も化粧品や手術補助剤として広く使われているが，その効果の大半は保湿効果に起因している。点眼でも眼表面にある涙液を蓄えて滞留する。人工涙液と比べても約3倍の時間，涙液量を増やし続けることが報告されている。また，「使い心地の良さ」もヒアルロン酸製剤の大きな利点の1つであり，処方しやすい点眼薬といえる。現在では多くのジェネリック製剤も発売されている。

一方でヒアルロン酸製剤のドライアイ改善効果は，後述の点眼薬と比べて特に優れているとはいえない。涙液量の一時的な増加作用はあるものの，涙液層の質の改善はあまり期待できない。またヒアルロン酸製剤は，眼表面にある程度涙液が存在してはじめて効果を発揮する。そのため，Sjögren症候群やStevens-Johnson症候群などにみられるような高度の涙液量低下を伴うドライアイでは，むしろわずかに残った涙液を吸着してしまい，涙液層の安定化を阻害することになりかねない。この弱点は，特に高濃度のヒアルロン酸製剤で明らかとなる。「重症のドライアイには高濃度のヒアルロン酸製剤」は，よくみられる処方の間違いである。一方，重症ドライアイには，防腐剤を含まないタイプのヒアルロン酸製剤を用いるべきであるのはいうまでもない。重症ドライアイに限らず，高濃度ヒアルロン酸製剤の用途はあまり広くない，というのがドライアイ専門家の主たる意見である。

ジクアホソル

ジクアホソルは参天製薬から2010年末に発売された点眼薬である。結膜上皮および結膜杯細胞膜上に存在するP2Y$_2$受容体の作動薬であり，細胞内カルシウムイオン濃度を上昇させ，水分およびムチン分泌促進作用を有する。1日6回点眼が基本となる **Ⅷ-3**。

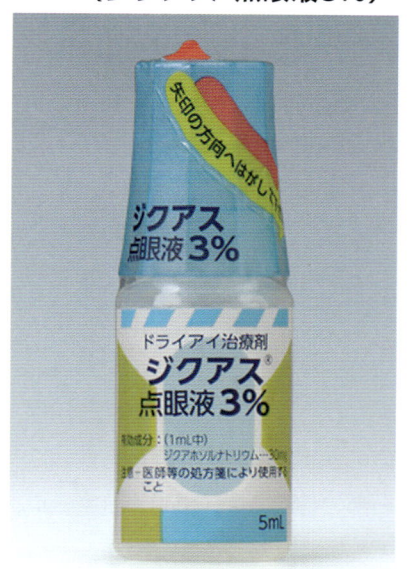

Ⅷ-3 ジクアホソル
（ジクアス®点眼液3％）

ストロングポイント

○以下のメカニズムにより，涙液層の安定性向上をもたらす
　・涙液量を比較的長い間増加させる
　・分泌型ムチンを増加させる
　・膜型ムチンの発現を増やす
○継続使用で効果が増す

ウィークポイント

○刺激感を有する
○眼脂を増やすことがある

こういう例に最適

○涙液減少型ドライアイ
○水濡れ性低下型ドライアイ
○乾燥感や眼の疲れを伴うもの

それまでの点眼薬が，外から涙液量を増加させることを目的としていたのに対し，ジクアホソルは結膜上皮内の水分や杯細胞からのムチンを出させるという，内因性の効果をもつという点でまったく異なる。当初は，分泌型ムチンを増やす作用が主たる作用と考えられていたが，実際には眼表面涙液量を比較的長時間増やすことの効果も大きい。**Ⅷ-4** は人工涙液，ヒアルロン酸製剤，ジクアホソルの眼表面涙液量増加持続時間を示したものであるが，ジクアホソルはヒアルロン酸製剤と比べても3倍以上長い間効果を有していることがわかる。1日に6回点眼することを考えると，眼表面が潤っている時間の長さには大きな違いがあることがわかる。

Ⅷ-4 人工涙液，ヒアルロン酸製剤，ジクアホソルの眼表面涙液量増加持続時間

	涙液量増加時間	6回点眼した場合の増加時間
人工涙液	3〜5分	18〜30分/日
ヒアルロン酸製剤	10〜15分	60〜90分/日
ジクアホソル	45〜60分	270〜360分/日

（Yokoi N, et al : Facilitation of tear fluid secretion of 3% diquafosol ophthalmic solution in normal human eyes. Am J Ophthalmol, 2014 ; 157 : 85-92. より引用改変）

Ⅷ

治療

杯細胞からの分泌型ムチンの放出がどのように涙液層の安定性にかかわるかは，まだ不明な点が少なくないが，おそらく開瞼後に涙液層が静止した状態を保つうえで働いているものと推測されている。一方で膜型ムチンの発現増加は，上皮細胞の水濡れ性の改善に欠かせない因子であり，『水濡れ性低下型ドライアイ』の治療薬としても用いられることとなる。よってジクアホソルは，涙液量，水濡れ性，涙液層安定性の維持といった複数の面で涙液層安定性向上に寄与する点眼薬といえる。これらの効果は，本剤の持続的使用によってさらに増していくことが報告されており，ドライアイの基礎治療薬として優れているといえる **VIII-5**。

　一方でジクアホソルの弱点は，「しみる」ことと「目やにが増える」ことの2点が挙げられる。しみる感じは，他の点眼薬でもよく聞かれるが，ジクアホソルでは「締め付けられるような痛み」などちょっと質的に異なる訴えが聞かれる。しみる感じは特に使用後早期（しばしば初めてつけたとき）に生じることが多く，継続使用していると減ってくる。本剤を処方するにあたっては，「はじめしみる感じがする」ことをあらかじめ伝えておくことが重要である。

　ジクアホソルの眼脂増加作用は，本来の杯細胞からのムチン分泌促進効果の裏返しとして生じる。気になる場合は，点眼後少しして人工涙液などでウォッシュアウトすることを勧める。しかしながら一部の症例では，透明〜白色眼脂が著明に増加することがあり，こうした症例では使用を諦めざるをえないこともある **VIII-6**。

VIII-5 角膜移植後のドライアイによるSPK

①治療前。

②ジクアホソル点眼によってSPKが改善し，視力も向上した。涙液メニスカスもやや増えている。

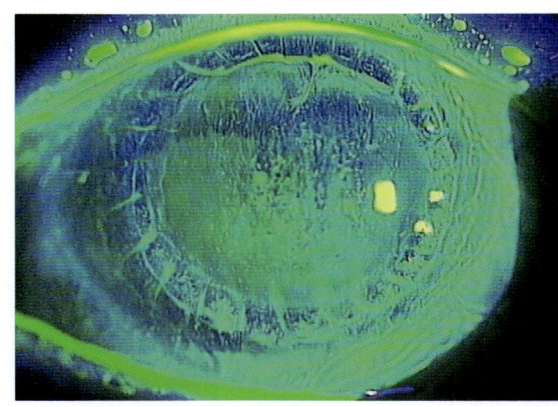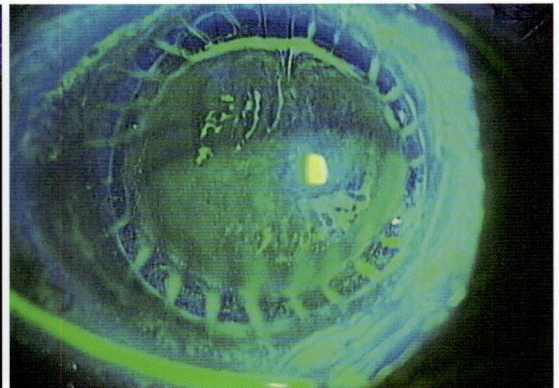

VIII-6 ジクアホソル点眼によって増加した眼脂

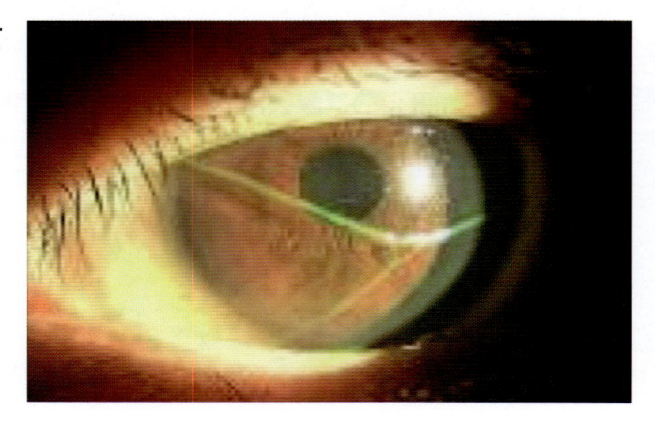

レバミピド

　2011年に大塚製薬から発売されたレバミピド点眼は，長年胃炎・胃潰瘍治療薬として用いられてきた薬剤を同じく粘膜で構成される眼表面の局所治療に応用した製剤であり，結膜杯細胞数を増やすとともに抗炎症作用を有する。ユニットドーズであり，1日4回点眼する **VIII-7**。

> **ストロングポイント**
> 　○杯細胞を増やして分泌型ムチンを増加させる
> 　○膜型ムチンの発現を増やす
> 　○抗炎症作用がある
> 　○摩擦関連疾患に強い
> **ウィークポイント**
> 　○点眼直後の霧視
> 　○味覚変化
> 　○涙嚢炎を引き起こすことがある
> **こういう例に最適**
> 　○水濡れ性低下型ドライアイ
> 　○摩擦関連ドライアイ
> 　○異物感や眼の痛みを伴うもの

　ジクアホソルとレバミピドの作用機序の違いは，ひとことで言うとジクアホソルが涙液に働きかけるのに比べてレバミピドは上皮細胞に作用する点にある。その意味ではレバミピドの適応は，現在認められているドライアイに留まらず，将来より広い眼表面疾患にも広がる可能性があるといえる。

VIII-7 レバミピド（ムコスタ®点眼液UD2%）

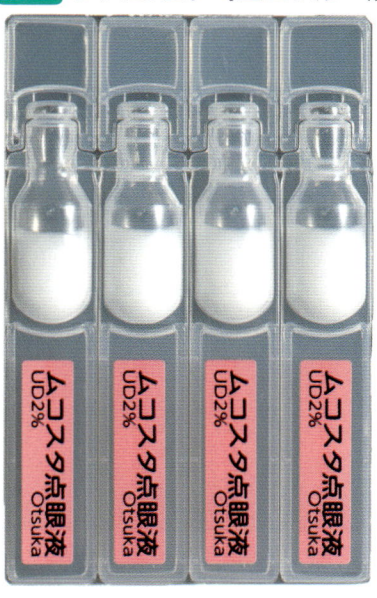

レバミピドもムチン増加作用をもつが，ジクアホソルが杯細胞からのムチン分泌を促すのに対し，レバミピドは杯細胞の数を増やして結果的に涙液中のムチンを増やす。そのため，ムチンが増加するまでの時間はジクアホソルよりもかかる。眼表面と接触する瞼縁にも杯細胞が多数存在し，そこから分泌されるムチンが眼表面の摩擦軽減に働いていると考えられるので，レバミピドは，SLK，糸状角膜炎などの摩擦関連疾患の第一選択となる **Ⅷ-8**，**Ⅷ-9**。摩擦関連疾患は，乾燥感というよりも異物感や眼痛といった「強い」ドライアイ症状を訴えることが多いので，自覚症状の点からレバミピドの適応を決めることもときとして有効である。さらにレバミピドでユニークなのは，抗炎症作用を有することである。そのため，充血や結膜乳頭増殖を伴うようなドライアイ（アレルギー性結膜炎合併例などでよくみられる）にも有効である。

Ⅷ-8 瞼縁の摩擦が関与していると考えられた糸状角膜炎患者の治療前後

①治療前。

②2週間のレバミピド点眼使用で糸状角膜炎は著明に改善した。

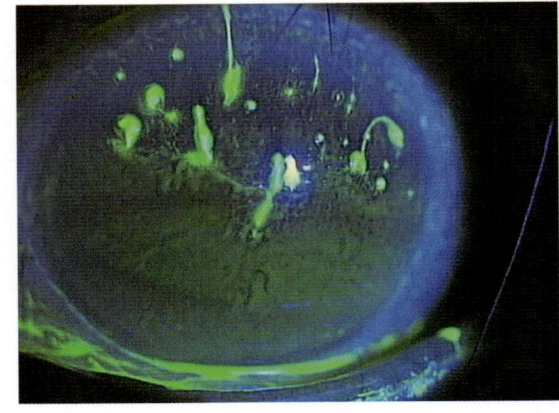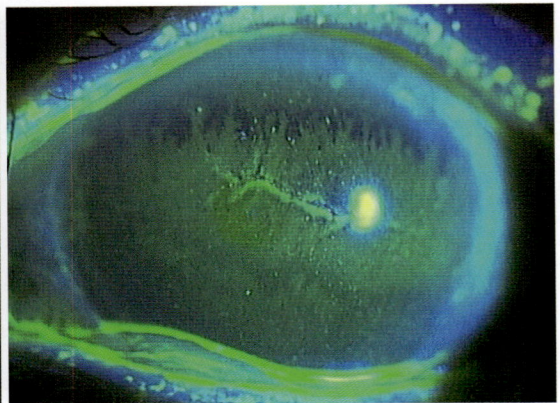

Ⅷ-9 40歳代女性患者にみられたSLKの治療前後

①強い球結膜上皮障害を認める。

②レバミピド点眼開始8カ月後。上皮障害は著明に改善した。

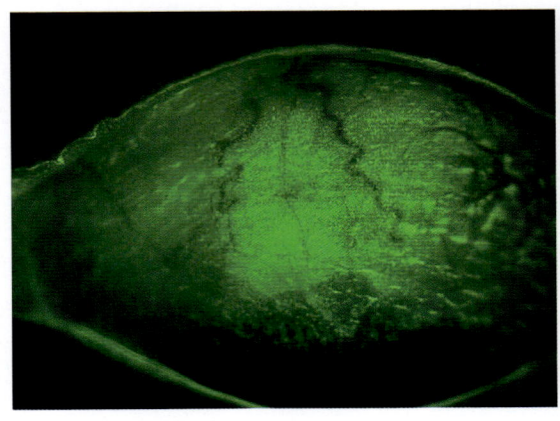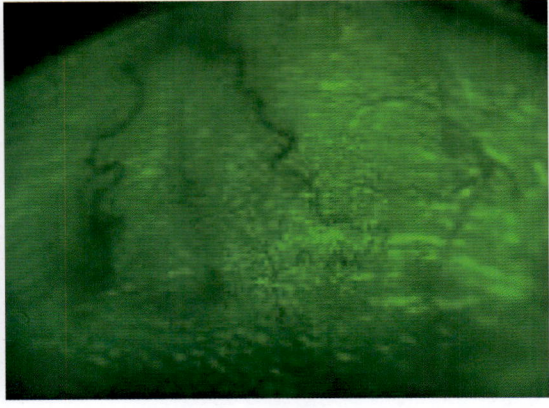

レバミピドの欠点は，白色懸濁液であるため点眼直後に霧視が生じること（したがって運転中などには使用できない）であり，瞼縁の化粧品などに付着することがあり，外見上の理由で好まれないこともある 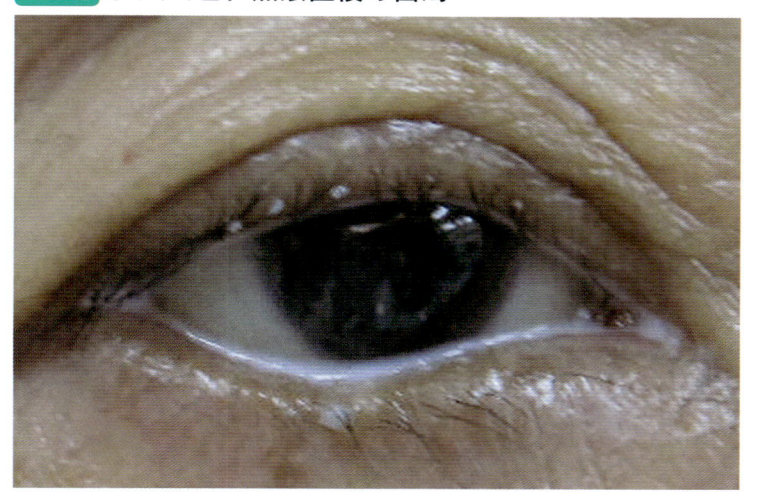VIII-10，VIII-11。さらに独特の『苦味』があり，しかもこれが点眼後しばらく経ってから感じられることがある。この苦味に対する感覚は非常に個人差が大きく，ほとんどあるいはまったく気にならないという人から，「食事がまずくなる」などの理由で使用を拒否する人までさまざまである。またレバミピドの使用に伴って涙嚢炎が生じることが報告されている。その機序についてはいまだ不明な点が多いが，涙嚢，涙道内にレバミピドの固形物が析出している例が多い。発症早期には点眼中止で軽快することが多いので，レバミピド使用中に急に流涙を訴えたり，涙液メニスカスが増大したりした場合には注意が必要である。

VIII-10 レバミピド点眼直後の白濁

VIII-11 レバミピド長期使用者にみられた瞼縁の白色沈着物

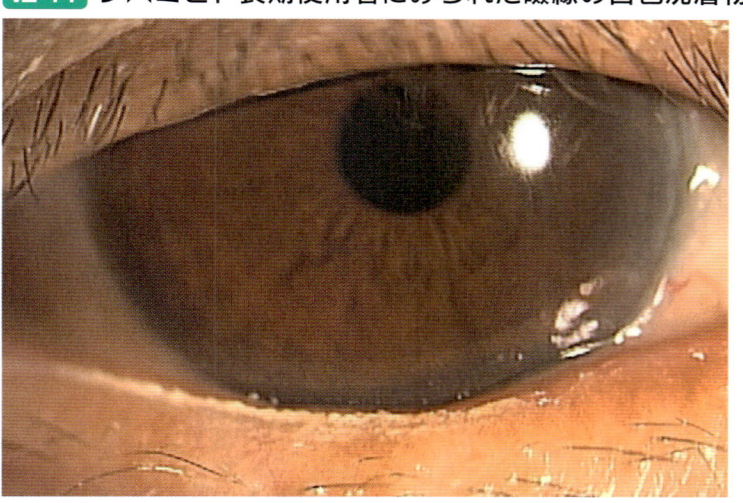

Ⅷ-C. 抗炎症療法

　ドライアイの病態には慢性炎症が関与している，という考えは広く受け入れられている。欧米などでは，免疫抑制薬であるシクロスポリン点眼が認可されて広く用いられ，上皮障害の改善，涙液量の増大をもたらすことが報告されている。わが国では免疫抑制薬点眼はドライアイに対しては認可されておらず，抗炎症のためには一般にステロイド点眼が使用されている。

ステロイド点眼

ストロングポイント
　○ドライアイ病態を形成する慢性炎症の軽減
　○自覚症状を速やかに改善する
ウィークポイント
　○長期使用に伴う合併症
こういう例に最適
　○充血や眼脂を伴うドライアイ
　○炎症性疾患，全身性免疫異常を背景にもつドライアイ

　ステロイド点眼をどのようにドライアイ治療に用いるかについては，あまりコンセンサスが得られているとはいえない。一般的には，充血や眼脂を伴い，比較的自覚症状が強い例を対象とすることが多い。0.1%のベタメタゾンなどの強いステロイド点眼を長期に用いることが適切でないことについてはコンセンサスが得られている。通常は，0.1%フルオロメトロン（フルメトロン®など）1日2回を基準として使用する。治療の開始時に症状の改善を目的として1カ月程度使用するという考え方もある。他のベースとなるドライアイ点眼薬の効果が安定して発現するまで数週間かかることが多いので，その間にステロイド点眼を使用することは理にかなっているといえる。その他，全身的な炎症性疾患，免疫異常を伴うドライアイに対してもステロイド点眼はよい適応となる。Sjögren症候群，関節リウマチ，膠原病，慢性移植片対宿主病に伴うドライアイなどがこれに該当する。

非ステロイド性抗炎症薬（NSAID）点眼

ストロングポイント
　○自覚症状を改善する場合がある
ウィークポイント
　○知覚低下を起こすことがある
　○点眼薬自体の上皮毒性
こういう例に最適
　○あまりない

　抗炎症作用をもつ点眼薬としては，NSAID点眼も多くの領域で用いられているが，残念ながらドライアイ治療薬としての価値は限られている。NSAIDのなかには，ジクロフェナク（ジクロード®など）のように知覚低下を起こさせるものがあり，それによって自覚症状の改善がみられることがある。しかしながら知覚の低下は，涙液分泌低下や瞬目の減少などを起こすという面もある。またNSAID自体が上皮毒性を表すこともあり，重症例では角膜潰瘍や実質融解を生じさせるという報告もあるので，少なくとも長期の使用には注意が必要である **Ⅷ-12**，**Ⅷ-13**。

Ⅷ-12 ドライアイ治療中に生じた
　　　　NSAIDによる遷延性上皮欠損

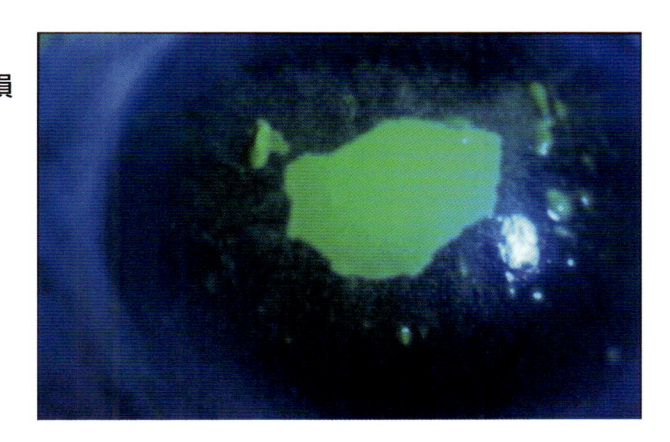

Ⅷ-13 角膜移植後にNSAID投与に
　　　　よって生じた遷延性上皮欠損
点眼中止によって治癒した。

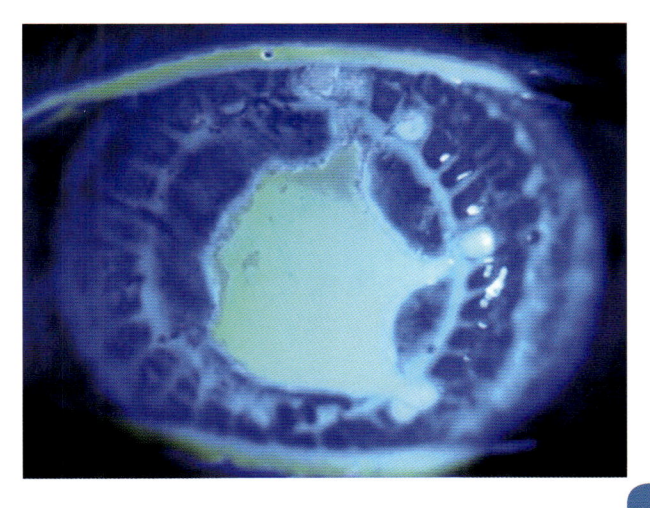

炎症とドライアイ

　　ドライアイの病態における炎症の役割りに注目が集まっている。ここでいう「炎症」とは，発赤，熱感，腫脹，疼痛などを伴う急性炎症ではなく，いわゆる慢性炎症のことである。慢性炎症は，癌，肥満，動脈硬化などの全身疾患との関連が注目されており，眼科領域でも，加齢黄斑変性，円錐角膜，糖尿病網膜症での役割りが示されている。ドライアイでは，Sjögren症候群などではスリットランプで炎症所見を観察することができるが，上皮障害を伴わないドライアイではあまり炎症がかかわっているようにはみえない。しかし一見正常のようにみえても，ドライアイでは涙液サイトカインの上昇や免疫細胞の活性化などが生じていることが示されており，アメリカではMMP-9を指標としたドライアイ診断薬が市販されている（p.77参照）。

　　欧米では特にドライアイにおける炎症の役割りを強調する考えが強く，「炎症がドライアイの原因である」という考えさえある[1]。治療の面でも，アメリカなどでは抗炎症薬が用いられることが多く，上皮障害の軽減や涙液量の増大が報告されている[2,3] 図。われわれに身近なところでみても，ステロイド点眼がドライアイ治療に一定の有用性をもつことも示されている[4]。

　　こうしたことから，炎症がドライアイの病態に関与していることは確からしい。ただし，すべてのドライアイに関与しているかどうかはわからず，個人的には欧米でいわれる炎症がドライアイの原因，という説には若干の抵抗を感じる。一方で，わが国のドライアイ治療薬は豊富なラインアップを有しているものの，ドライアイ用の抗炎症薬点眼は含まれていない。臨床で使用して，他の治療法との使い分けの知見が集積してくると，ドライアイにおける炎症の位置づけがはっきりしてくるのではないかと想像している。

図 アメリカなどで用いられている抗炎症薬

①0.05% Cyclosporine Ophthalmic Emulsion (Restasis®，Allergan社)
1日2回使用する。点眼瓶のタイプ（マルチドーズ）もある。

②Lifitegrast点眼（Xiidara®，Shire社）
2016年にFDA認可となった。1日2回点眼で，LFA-1とICAM-1の結合を抑制してT細胞の活性化を抑える。

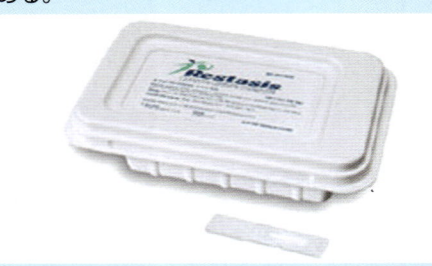

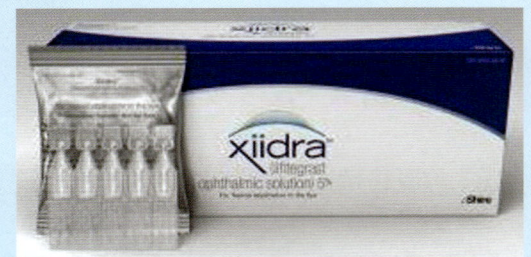

文献
1) The definition and classification of dry eye disease: report of the Definition and Classification Subcommittee of the International Dry Eye WorkShop (2007). Ocul Surf 2007; 5: 75-92.
2) Stevenson D, et al: Efficacy and safety of cyclosporin A ophthalmic emulsion in the treatment of moderate-to-severe dry eye disease: a dose-ranging, randomized trial. The Cyclosporin A Phase 2 Study Group. Ophthalmology 2000; 107: 967-974.
3) Baiza-Duran L, et al: A comparative clinical trial of the efficacy of two different aqueous solutions of cyclosporine for the treatment of moderate-to-severe dry eye syndrome. Br J Ophthalmol 2010; 94: 1312-1315.
4) Pinto-Fraga J, et al. : Topical fluorometholone protects the ocular surface of dry eye patients from desiccating stress: a randomized controlled clinical trial. Ophthalmology 2016 ; 123 : 141-153.

ドライアイとオメガ3脂肪酸

　ドライアイとの関連が推測されている要因に食事，特に不飽和脂肪酸がある。オメガ3とオメガ6脂肪酸は，いずれも食事やサプリメント以外では摂取することのできない必須脂肪酸であるが，前者が抗炎症効果をもつのに対して，後者は促進的に働くことが知られている。α-リノレン酸（alpha-linolenic acid；ALA），エイコサペンタエン酸（eicosapentaenoic acid；EPA），ドコサヘキサエン酸（docosahexaenoic acid；DHA）などのオメガ3脂肪酸は，青魚に多く含まれており，欧米では，アジア人に比べて食事によるオメガ3脂肪酸摂取量が少ない。オメガ3とオメガ6との摂取比は，多くの疾患の発生リスクと関連することが報告されており，アレルギー性眼疾患やMGDとの関連も指摘されている。ドライアイでも疫学的にその関連が指摘されており，2005年に発表されたハーバード大学チームよりの発表によれば，オメガ6：オメガ3比が高い者では，ドライアイのリスクが2.51倍高く，またマグロ摂取量とドライアイは負の相関があったとされている[1] 図。その後複数の臨床試験も行われ，その効果はほぼ間違いがないようである[2~4]。しかしながら，至適摂取量や摂取期間などははっきりしておらず，今後の検討が待たれる。

図　オメガ6とオメガ3の摂取量とドライアイ発症リスクの関連

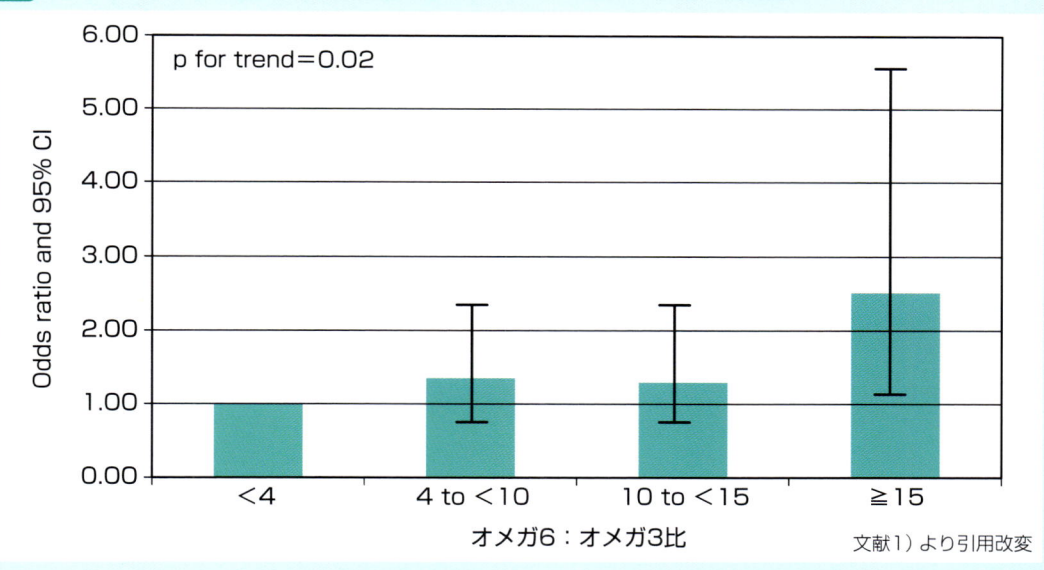

文献1）より引用改変

文献
1) Miljanović B, et al: Relation between dietary n-3 and n-6 fatty acids and clinically diagnosed dry eye syndrome in women. Am J Clin Nutr 2005; 82: 887-893.
2) Kangari H, et al: Short-term consumption of oral omega-3 and dry eye syndrome. Ophthalmology 2013; 120: 2191-2196.
3) Kawakita T, et al: Effects of dietary supplementation with fish oil on dry eye syndrome subjects: randomized controlled trial. Biomed Res 2013; 34: 215-220.
4) Pinazo-Duran MD, et al: Effects of a nutraceutical formulation based on the combination of antioxidants and omega-3 essential fatty acids in the expression of inflammation and immune response mediators in tears from patients with dry eye disorders. Clin Interv Aging 2013; 8: 139-148.

VIII

治療

Ⅷ-D. その他の内科的治療法

その他，比較的広く用いられている治療法を述べる。

自己血清点眼

ストロングポイント
- ○上皮障害の修復作用
- ○自覚症状の軽減にも有効

ウィークポイント
- ○作成の手間がある
- ○細菌，真菌汚染に対する注意が必要

こういう例に最適
- ○上皮障害を主体とするドライアイ

　自己血清点眼は，比較的古くから用いられている眼表面治療薬である。空腹時に採血したものから遠心分離で血清部分を採取，通常5倍に希釈して1日4〜6回使用する。ドライアイに対しては，自覚症状の改善，BUT延長，上皮障害の修復作用を有することが示されている **Ⅷ-14**。その他神経麻痺性角膜潰瘍，遷延性上皮欠損などに対する有用性も報告されている。作用機序としては，血清に含まれる成長因子やサイトカインが働いていると推測されている。自己血清点眼による治療自体は，副作用の少ない安全な治療であるが，防腐剤を含有せず，細菌増殖に適した内容を含んでいるため，細菌や真菌による汚染に対する注意が必要となる。通常は5mLのボトルを1週間以内に使用することと指導するが，併せて点眼時に容器の先が眼瞼や結膜に触れないようにすること，できるだけ冷所保存とすることなどの注意も必要である。さらに，点眼作成時の滅菌操作も必要であり，また肝炎ウイルス保持者からの作成は作業者の安全を守るために避けるなど，作成時の留意点もある。

Ⅷ-14 Sjögren症候群患者にみられた強い上皮障害の治療前後

①治療前

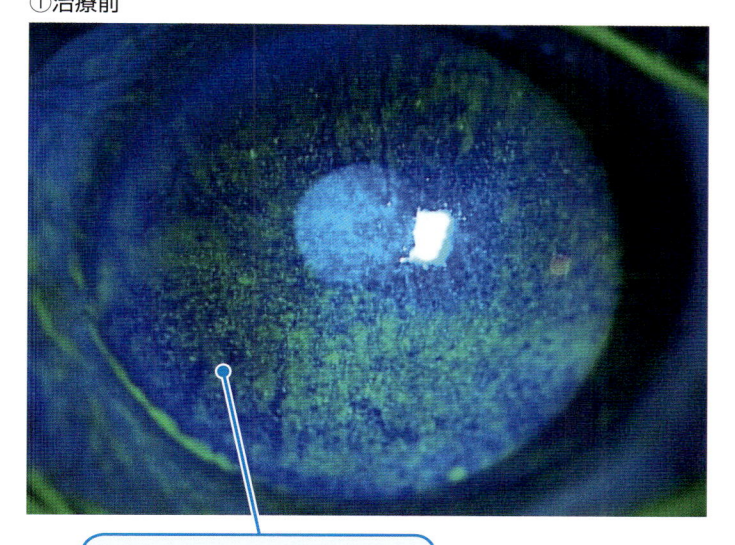

角膜全面を含む瞼裂部にびまん性のSPKを認めた

②治療後

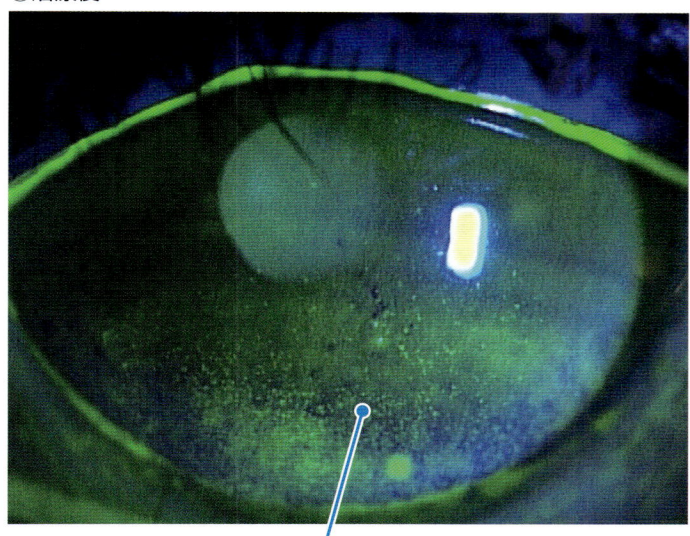

自己血清点眼使用により上皮障害の改善がみられた

眼軟膏

ストロングポイント
- ○摩擦に伴う異物感，眼痛の軽減
- ○うまく使えば涙液油層の供給に寄与できる場合がある
- ○閉瞼不全に有効

ウィークポイント
- ○涙液層の改善は望めない

こういう例に最適
- ○兎眼（夜間兎眼を含む）
- ○分泌減少型MGD
- ○摩擦とそれに伴う自覚症状の強いもの

　眼軟膏は，ドライアイ治療における役割に議論のある治療法である。主な利点は，その粘性によって瞼縁と眼表面の摩擦を軽減させることにある。しかしながら注意が必要なのが，眼軟膏自体には涙液層の状態を改善する働きはなく，得てして眼表面上皮細胞の水濡れ性を阻害してしまうことである。そのため，使っている間は症状がいくらか和らぐが，長い目でみると眼軟膏自体に病態を改善する力はないと理解すべきである。

　眼軟膏に含まれる基剤は，オフロキサシン眼軟膏（タリビッド®眼軟膏）など種類によって涙液油層と成分が近いものもある。そのため，ごく少量を瞼縁に塗布して，瞬目とともに持続的に涙液層に供給させることで，MGDによる上皮障害や自覚症状を改善できることがある。もう1つ眼軟膏で有用なのが，兎眼特に夜間兎眼の治療である。就寝中に薄目を開けている人というのは思いのほか多く，かつ自分ではまったくわからないが，角膜下方に特徴的な帯状の上皮障害を起こすことで推測がつく **Ⅷ-15**。こうした例に就寝時に少量の眼軟膏転入を指示すると著明に改善することをときどき経験する。

Ⅷ-15 夜間兎眼による
帯状の角膜上皮障害

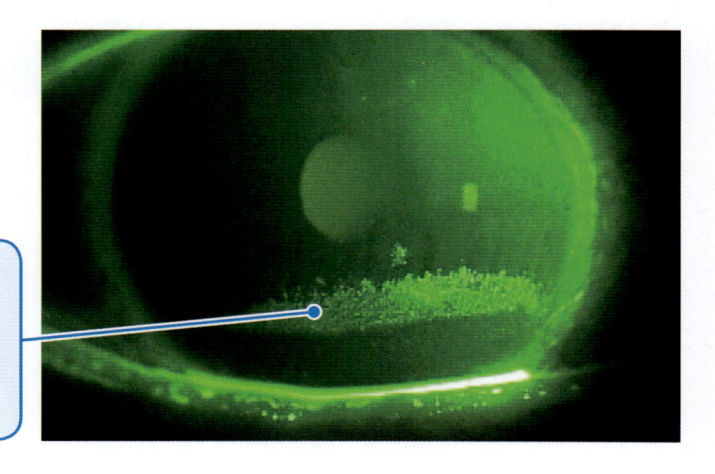

特に下方の境界が明瞭な上皮びらんを認める。自覚はなかったが，夜間兎眼と考え，就寝時眼軟膏点入を指示したところ軽快した

治療用ソフトコンタクトレンズ

　治療用ソフトコンタクトレンズも，眼軟膏と類似の利点と欠点をもつ治療法である。眼表面からの細胞脱落を抑制し，瞼縁と眼表面の摩擦を軽減させるが，涙液層の安定性という点からは逆効果なことが多い（p.106，「VI-A. コンタクトレンズ」参照）。定期的な通院とレンズ交換が必要で，かつ感染性角膜炎の発症のリスクを増やすので，使用は一時的な眼表面の保護という限られた状況に留めるべきである。

VIII-E. 涙点プラグ，涙点閉鎖

ストロングポイント
　○圧倒的な涙液量の増大
　○治療効果が点眼コンプライアンスによらない
　○施行後に抜去可能

ウィークポイント
　○流涙を起こすことがある
　○肉芽，バイオフィルムの形成に注意
　○脱落を繰り返し，涙点拡大を起こすことがある

こういう例に最適
　○高度の涙液分泌低下型ドライアイ
　○上皮障害に対する一時的な使用

VIII-16 上下涙点プラグとも点眼麻酔下でスリットランプ上で挿入することが可能

①下涙点

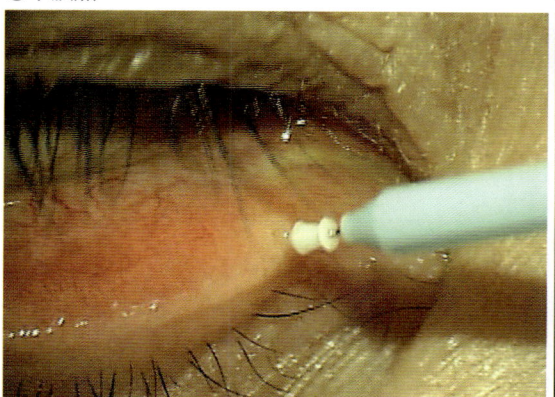

②上涙点

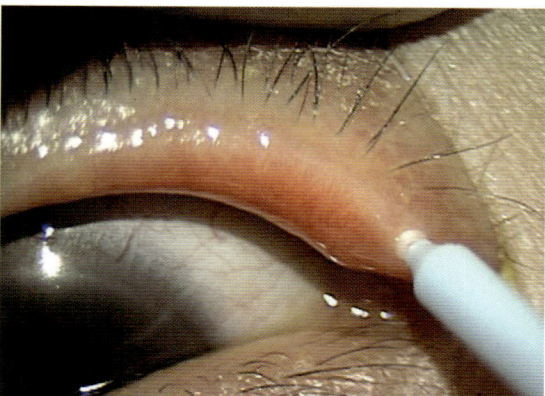

涙点プラグ

　涙点プラグ，涙点閉鎖は，涙液減少を伴うドライアイに対する強力な治療法である。しかも増えた涙液はすべて患者自身が分泌した涙液であるので，他の点眼薬よりも効果と安全性が高い。点眼治療では十分な改善が得られなかった例に対してしばしば劇的な改善をもたらす **Ⅷ-17**。**Ⅷ-18** に涙点プラグにかかわる注意点を記す。

　涙点プラグは基本的には安全性が高い治療法であり，もっと広く試みられてよいと思われる。挿入には，プラグの種類によっていくらか慣れを要するものもあるが，最近の改良によってかなり容易になってきた。涙点プラグは基本的には上下涙点の完全閉塞を目指す。片方だけのプラグの効果は限定的である。涙点プラグの良いところは，流涙やプラグの球結膜への接触による異物感などが生じた場合には，速やかに抜去が可能な点にある。涙点プラグは，ドライアイ以外の角膜上皮の遷延性の障害でも効果的である。涙液分泌が保たれている例でも，一時的にさらに涙液量を増やすことが上皮再生を促す方向に働くためと考えられる。

　涙点プラグには，素材によってシリコーン製のものとアテロコラーゲン製のものがあり，前者はさらに涙点径によってサイズを使い分けるものとワンサイズのものがある。現在わが国で市販されている涙点プラグとその特性を **Ⅷ-19** に示す。

Ⅷ-17 涙液減少を伴ったドライアイ患者の治療前後

①涙点プラグ施行前

②涙点プラグ施行後

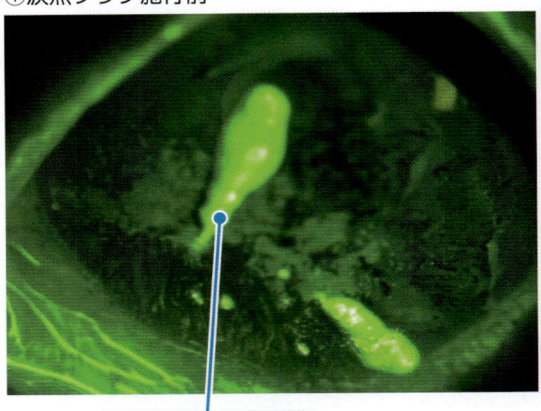
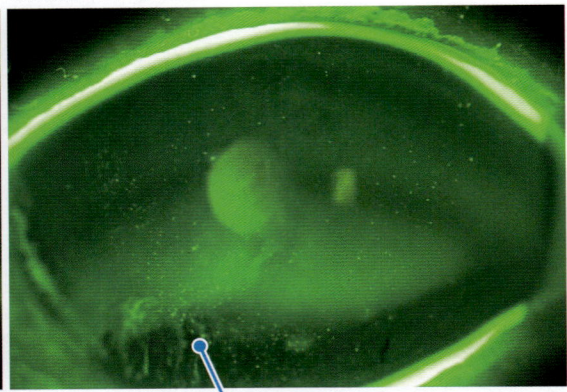

強い上皮障害と糸状物を認める

プラグ挿入によってメニスカスの増大と糸状角膜炎を含む角結膜上皮障害が著明に改善した

イーグルビジョン社製の涙点プラグは柔らかく，挿入しやすい。当初は挿入時の迷入や自然脱落が比較的多かったため，形状を改良してきた経緯がある。対してFCI社製のものは頭部が丸くて硬く，挿入がやや困難で挿入後の肉芽やバイオフィルム形成がやや多いという欠点があったが，近年発売のパンクタルプラグ®Fは挿入が容易になり，合併症も改善されてきている。涙点径によってサイズを変える必要があるものは，涙点径測定ゲージによる挿入前の涙点径測定が重要である。アテロコラーゲン製のプラグは挿入が容易で合併症が少ない。挿入後に数分間眼部を温めておく必要がある。欠点としては，シリコーン製のものに比べて効果が弱く，数日〜数週間で吸収されて効果が失われる点にある。LASIKなどの術後や，乾燥環境下での作業など，一時的な効果を目的とする場合にはある程度有効である。

Ⅷ-18 涙点プラグ使用に関する注意点

種類の選択に当たって考慮すべきこと	・挿入のしやすさ ・脱落のしやすさ ・合併症の種類と頻度
挿入時の注意	・基本的には上下涙点ともに使用 ・異なるサイズがあるタイプは，涙点径の測定を ・脱落を繰り返すと涙点径が増大してくる
挿入後の注意	・眼脂の増加は必然。人工涙液点眼によるウォッシュアウトを ・挿入後の異物感にはプラグによる擦過をチェック ・効果が今一つの場合は，不完全閉塞を疑う ・バイオフィルムと肉芽形成に注意

Ⅷ-19 現在わが国で用いられている涙点プラグとその特徴

商品名	フレックスプラグ	スーパーフレックスプラグ	スーパーイーグルプラグ	イーグルプラグONE	パンクタルプラグ	パンクタルプラグF	キープティアー
メーカー	イーグルビジョン	イーグルビジョン	イーグルビジョン	イーグルビジョン	FCI	FCI	高研
素材	シリコーン	シリコーン	シリコーン	シリコーン	シリコーン	シリコーン	アテロコラーゲン
サイズ選択	あり	あり	あり	なし	あり	なし	なし
挿入の容易さ	容易	容易	容易	容易	やや難	容易	容易
挿入時の迷入	多い	多い	少ない	少ない	少ない	少ない	生じない
自然脱落	多い	多い	やや少ない	少ない	少ない	少ない	ない（自然吸収）
肉芽形成	少ない	少ない	やや多い	少ない	多い	少ない	ない
欠点	脱落多い	脱落多い	サイズ選択必要	発売後日が浅く評価が定まっていない	バイオフィルム形成やや多い	バイオフィルム形成やや多い	効果が一時的

涙点プラグの合併症としてはⅧ-20のようなものがある。ときにプラグ除去を必要とすることもあるが，恒久的な異常をきたすことはまれである Ⅷ-21。ただし，挿入後の流涙と眼脂増加，脱落の可能性は施行前によく説明しておく必要がある。涙点プラグはある程度費用がかかるので，再試行を要する可能性についても説明しておくことが望ましい。迷入を恐れて使用をためらう医師も多いと聞くが，実際に迷入したとしても摘出が必要となる場合はほとんどなく，それほど心配する合併症ではない。肉芽形成は，涙点，涙道の狭窄化を促し，場合によっては自然閉鎖につながるので一概に悪い合併症ともいえない。ただし，再挿入を行う場合，プラグの種類変更が必要となったり，挿入が不可能となったりすることもある。治療としては，ステロイド点眼・軟膏，およびプラグ除去を行う。

Ⅷ-20 涙点プラグの合併症

- 迷入
- 肉芽形成
- 流涙・眼脂増加
- 脱落
- プラグの接触による上皮障害
- バイオフィルム形成
- 涙囊炎（まれ）

Ⅷ-21 涙点プラグ後の肉芽形成

①いわゆる「太鼓巻き」。

②プラグの除去により治癒が得られた。

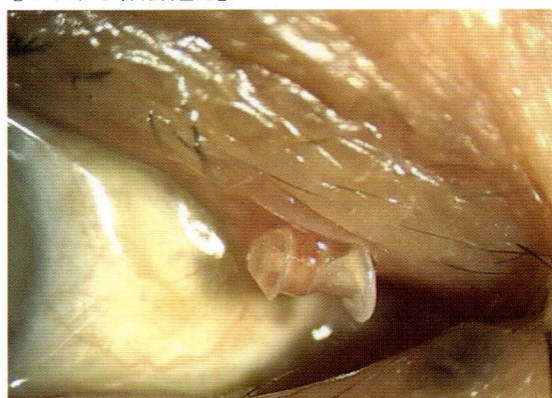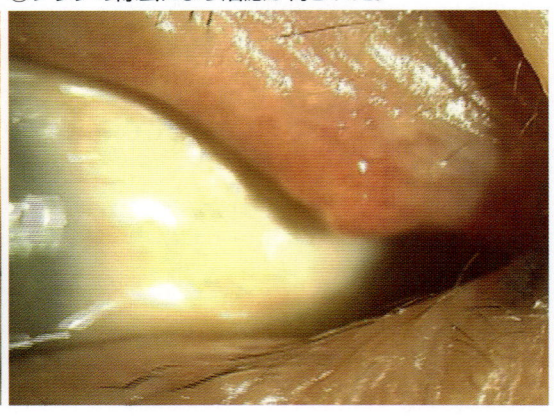

涙点閉鎖

涙点閉鎖は，涙点プラグ挿入困難例や脱落を繰り返すものに対して行われる。再開通は困難であるので，術後流涙などが生じない例に対して行う。涙点閉鎖の方法は，焼灼，縫合，涙小管切断，涙小管内への組織挿入などいろいろなバリエーションが発表されているが，これはとりもなおさず確実な閉鎖法が確立されていないことを表している。涙点焼灼は，処置室でも施行可能であるが，それ以上の処置は専門施設に依頼したほうがよいと思われる。

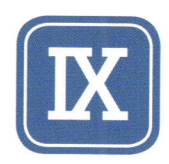

症例別診療の進め方

点眼薬その他のドライアイ治療の特徴について勉強したところで，症例ごとの使い分けについて述べてみたい。以下にいくつかのパターンに分けて診療の進め方とそれに対応した治療の考え方を述べていく。はじめにお断りしておくが，治療内容は基本的には患者の好みや生活習慣，病態の組み合わせなどに応じてケース・バイ・ケースで決めるべきであり，決まった「答え」といったものはない。またここに挙げた診療の進め方は，著者の個人的な考えを反映してのものにすぎない。しかしながら一方で，『ドライアイならこの薬』というワンパターンに考えるのではなく，症例に応じた診療を進める手がかりになればと考えた。実際の症例を目の前にしていると思って読み進めていただければ幸いである。

IX-症例1　仕事中，眼が乾いてつらい

26歳，女性

主訴

　仕事中眼が乾いてつらい

経過

　1日中パソコン作業をしているが，午後になると眼が乾いて開いているのがつらい。

　はじめは薬局で点眼薬を購入して使用していたが，つけた直後はいいがまたすぐに同様の症状に悩まされる。

　最近は肩こりもひどく，仕事に支障がでてきている。使い捨てコンタクトレンズ使用中。

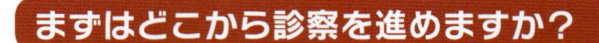

まずはどこから診察を進めますか？

訴えを聞いた後，スリットランプで診察 症例1-1

↓

充血軽度。

ソフトコンタクトレンズ装用中で，センタリングやフィッティングに大きな問題はないようで
あった。

上眼瞼にエクステあり。

眼瞼炎の所見はなさそうであった。

涙液メニスカスは低め。

前房内炎症，中間透光体の混濁はなし。

IX症例1-1 診察

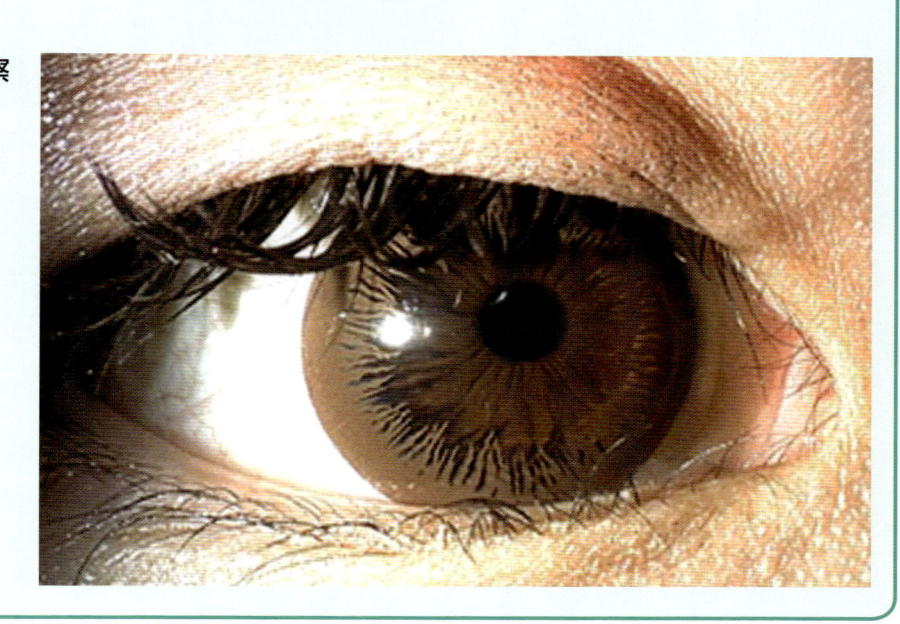

次の診察手順は？

↓

フルオレセイン染色をしたところ，両眼とも鼻側球結膜と角膜下方にSPKを認め，スコアリングでは，右　0/1/1，左　1/1/0 **IX症例1-2**。

ブレークパターンを観察したところ，開瞼後まもなく角膜下方に線状のブレークがみられ，その部はSPKのあるところとほぼ一致していた。

BUTは両眼とも3秒。瞼結膜には軽度の乳頭増殖を認め，Schirmer試験では，両眼とも30mm overであった。

IX症例1-2 フルオレセイン染色とブレークパターン

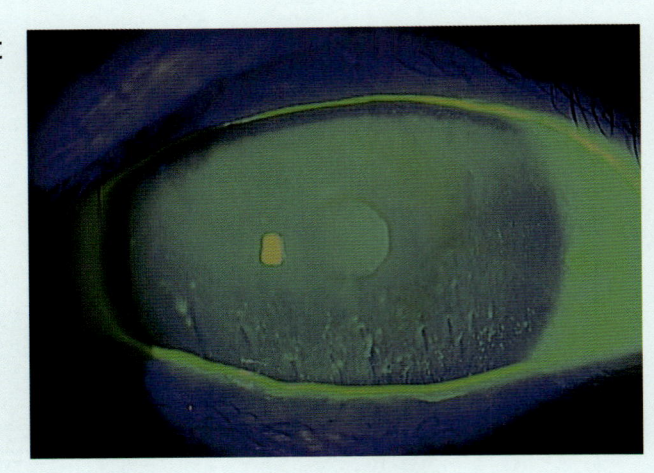

● 解説1 ───────────────────────────────

・オフィスワークは，ドライアイのリスクファクターに囲まれている。エアコンの効いた環境，長時間のデスクワーク，集中を要するパソコン作業，人によってはコンタクトレンズ装用や眼周囲のメイクなど，多くの要因を挙げることができる。

・疫学研究によれば，オフィスワーカーの約60%がBUTの短縮を主体としたドライアイを有していた。

・こうした環境のなかでは，例えば休日でリラックスしているときは問題のない軽症（ボーダーライン）例も「疲れる」，「乾く」などの症状を訴えてくることがある。

・一方でもともと涙液減少や水濡れ性低下などのドライアイを有している例が，オフィスワークで悪化する例も多い。

・本症例では，SPKの分布やブレークパターンから，涙液減少型ドライアイと判断される。Schirmer試験は高値であるが，これをもって涙液分泌減少がないと判断すべきではなく，涙腺分泌機能はある程度保たれていると考えるべきである。

・こうした例での治療は，点眼薬が主体となる。軽症例では，人工涙液で一時的な潤いを与えるだけでも十分な効果をあげることができる。ヒアレイン®では，防腐剤含有の関与について注意を払う必要がある。人工涙液で不十分な場合（この時点で眼科を受診することが多い），ジクアス®やムコスタ®を処方する。

・経験的にいって，「疲れ」や「乾き」を主訴とする例にはジクアス®，「異物感」を訴えたり，角結膜上皮障害のある例ではムコスタ®が奏効する傾向にある。

他の診療上のポイントは？

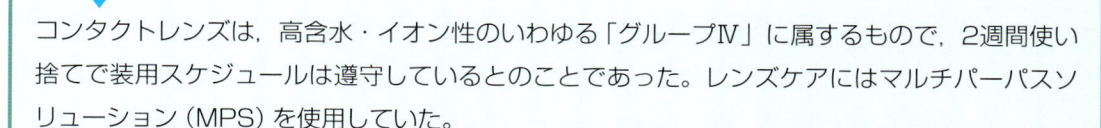

1．コンタクトレンズの種類と装用時間，ケアの状態を聴取

コンタクトレンズは，高含水・イオン性のいわゆる「グループⅣ」に属するもので，2週間使い捨てで装用スケジュールは遵守しているとのことであった。レンズケアにはマルチパーパスソリューション（MPS）を使用していた。

レンズを観察したところ，装用5日目にもかかわらず蛋白の付着が認められ，こすり洗いにて除去することができた。

●解説2--

・コンタクトレンズ装用者では，一般のドライアイ検査に加えてレンズの種類，装用時間，レンズケアについて聞く必要がある。

・ドライアイ治療の観点からは，高含水よりは低含水のレンズのほうが望ましく，またレンズの汚れがドライアイ症状に影響することを考えると非イオン性のもののほうがよい。

・最近増えてきたシリコーンハイドロゲル素材のレンズは，涙液減少型ドライアイの症例で比較的うまくいくことが多い。

2．治療経過

この症例では，こすり洗いが不十分であったと考えられるため，レンズケアについて指導した。

併せてジクアス®点眼を1日6回，合間に乾燥感があるときは防腐剤無添加の人工涙液の使用を指導した。

2週間後，上皮障害は減少し，乾燥症状は改善した Ⅸ症例1-3 。

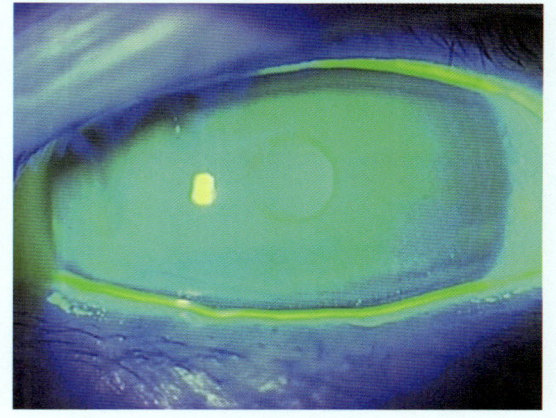

Ⅸ症例1-3 2週間後のフルオレセイン染色

Message from the case

・オフィスワーカーのドライアイは，多くのリスクファクターが関与しており，原因がもともとの眼の状態なのか，環境に起因するのか見極めが重要

・コンタクトレンズ装用者では，レンズの種類や装用時間，レンズケアに解決の鍵があることも少なくない

Ⅸ

症例別診療の進め方

IX-症例2　眼の不快感がずっと続く

46歳，女性。

主訴

　眼の不快感がずっと続いている。

経過

　3年以上にわたり両眼，特に左眼に強い不快感を自覚し，複数の眼科を受診。
点眼治療を受けていたが，ちっとも良くならないとして受診。

　受診時，数ページにわたる治療歴と，自覚症状の推移についての手書きの
ノートを持参していた。

まずはどこから診察を進めますか？

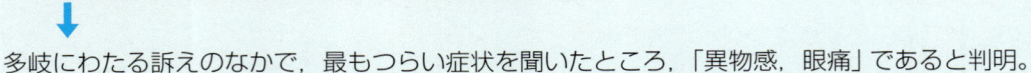

1.　まずは，"worst symptom"を明確にする

多岐にわたる訴えのなかで，最もつらい症状を聞いたところ，「異物感，眼痛」であると判明。

2.　症状の悪化，寛解要因で明確なものはあるか？

時期による症状の変動はあるものの，特別な悪化要因はないと判明。

コンタクトレンズ装用歴はなし。

3.　これまでの治療で効果があったもの，逆に悪化させたものは？

基本的には，ヒアレイン®を主に使用していた（高濃度製剤，防腐剤無添加製剤を含む）。

現在は疼痛が強いときに眼軟膏を併用している。

ステロイド点眼を含む多くの点眼を試したが効果はなかった。

4. スリットランプで注意して観察すべき点はどこか?

⬇

眼表面と瞼縁を観察する。

充血は中程度でやや上方に強い。

瞼縁は軽度の血管拡張を認めた。

瞼結膜には乳頭増殖を認めるが，巨大乳頭はない **IX症例2-1**。

IX症例2-1 瞼結膜の観察
軽度の乳頭増殖を認めた。

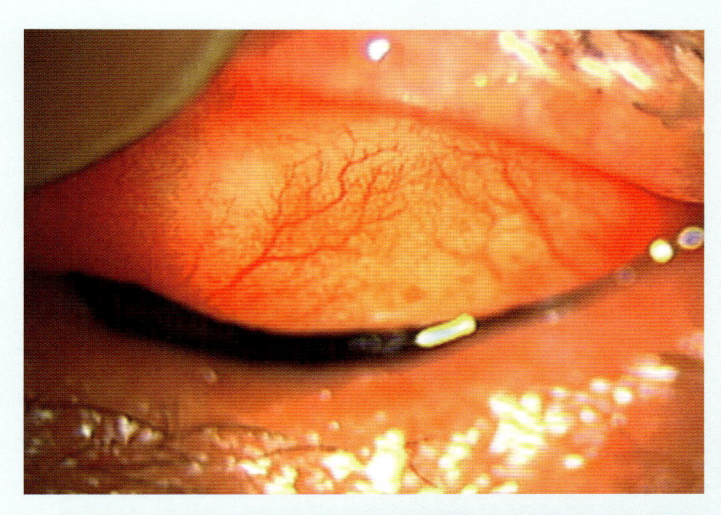

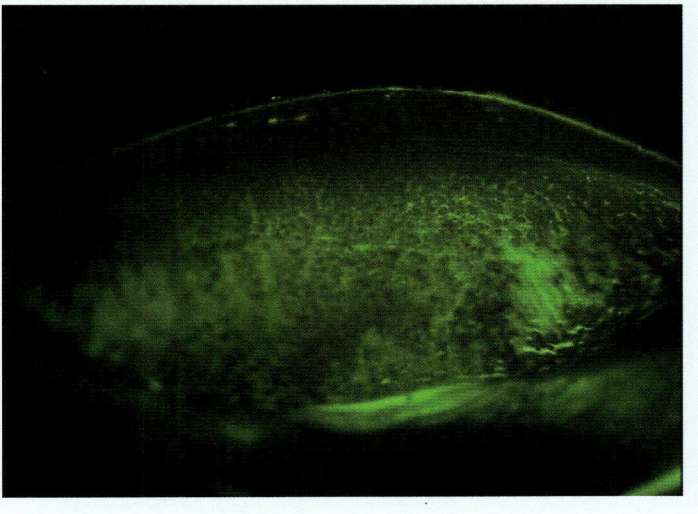

これから特にどこにポイントをおいて診察・検査を進めますか?

●解説1

・中年女性に発症した慢性の異物感を主体とした異常で，通常の点眼治療に抵抗性である。

・症状の種類から考えて，まず疑うべきは摩擦を主体とした疾患である。

・結膜弛緩症は，頻度の高い疾患であるが40歳代では比較的珍しく，またそれほど強い異物感を訴える例は少ない。

・スリットランプによっても弛緩結膜は認められず，また強制瞬目試験も陰性であった。

・眼表面の摩擦は瞼縁と球結膜もしくは角膜周辺部との間に生じるので，これらの部位の観察をしっかりと行う。

・所見と経過

　　フルオレセイン染色を行ったところ，角膜上皮障害は軽度であった。

　　BUTは5秒でいわゆる「ランダムパターン」であった。

　　瞼縁のlid wiperの染色は認められなかったが，上方輪部から球結膜の上皮障害を認めた Ⅸ症例2-2 。

　　下方視の状態で球結膜を押し下げてみると輪部に向かって弛緩結膜の存在が認められた。

　　以上の所見から，SLKと診断。

　　再度病歴で甲状腺疾患の有無と関連する症状を聴取するも該当するものはなかった。

　　ヒアレイン®に加えてムコスタ®点眼を処方。0.1％フルメトロン®点眼1日2回を併用とした。眼軟膏は疼痛が強い場合の就前のみ使用するよう伝えた。1カ月の治療で症状はかなり改善した Ⅸ症例2-3 。

　　しかし，さらなる治療を希望したため，上方球結膜の切除と縫合を施行。結膜と強膜の適度な癒着が形成され，症状は消失した。

Ⅸ症例2-2 治療前のフルオレセイン染色

角膜上皮障害は軽度であったが，上方の球結膜に上皮障害が認められた。

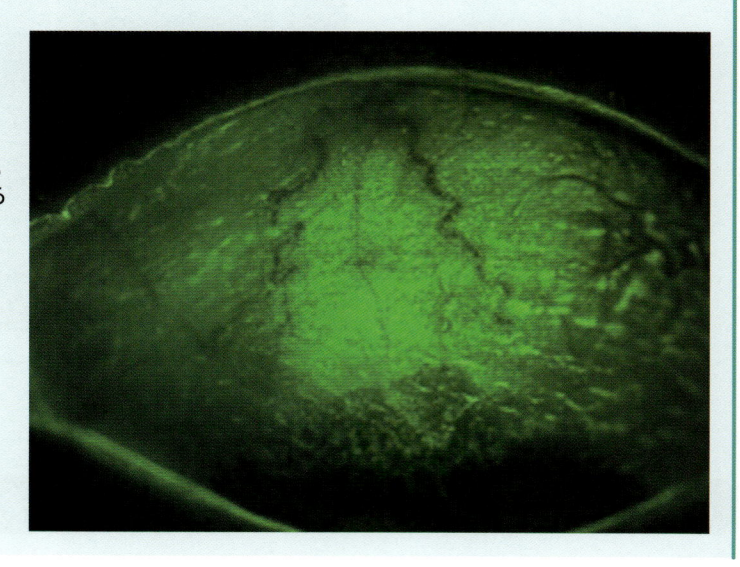

症例2-3 治療1カ月後の
フルオレセイン
染色

症状はかなり改善した。

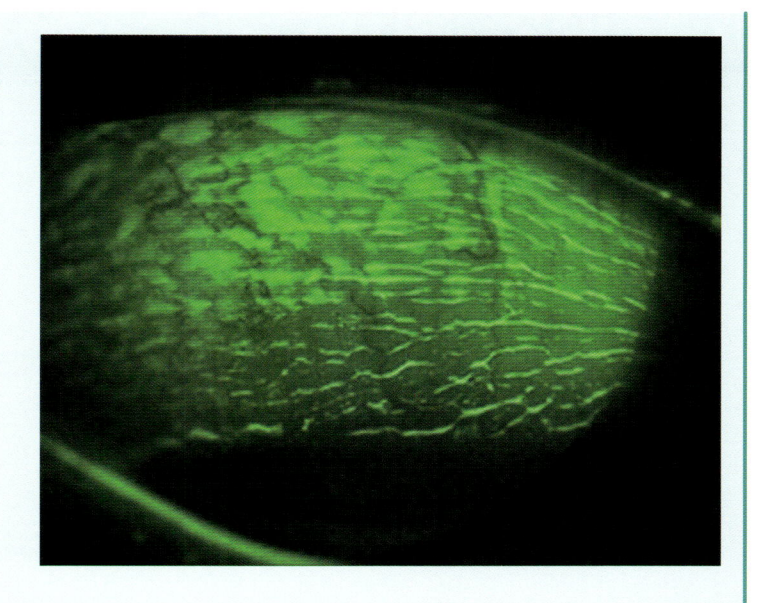

●解説2 ───

・SLKは慢性的な異物感を生じさせる疾患として重要性が高い。

・正面視の状態でのみスリットランプで観察していると見逃されることも多い。

・涙液減少を伴っている場合はジクアス®や自己血清点眼，高度の涙液分泌低下眼では涙点プ
ラグが考慮されることもある。

・本症例の場合，涙液減少は軽度であると判断してムコスタ®を第一選択とした。本薬剤は継
続使用することで効果が増すことが多く，1カ月は使用することが望ましい。この症例では
患者の強い希望もあり，観血的治療に踏みきり効果が得られた。

Message from the case

・しつこい異物感を訴える症例には，摩擦関連疾患を念頭に

・瞼縁や球結膜など，広い範囲の観察が必須

Ⅸ-症例3　眼がごろごろして見づらい

68歳，女性。

主訴

　眼がごろごろして見づらい。

経過

　5年前からドライアイと診断され，他院で何種類も点眼治療を試すも改善しない。

　涙点プラグも試したが効果がなかった。

　特に夕方に眼がゴロゴロして見づらくなる。

　フルオレセイン染色を併用した右眼前眼部所見は Ⅸ症例3-1 のとおりであった。

Ⅸ症例3-1 　治療前のフルオレセイン染色

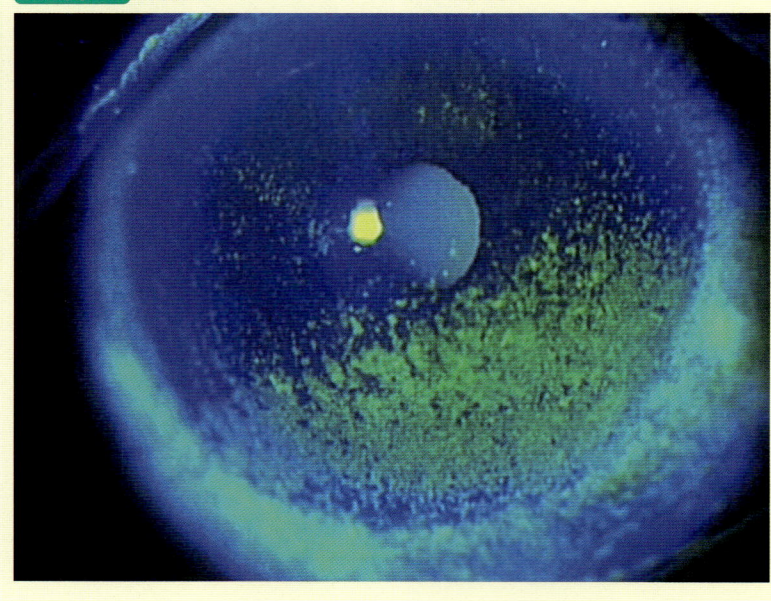

162

まずはどこから診察を進めますか？

1. まず，経過と所見を整理する

①経過

- ・慢性の経過
- ・点眼，涙点プラグを含めた治療の既往
- ・異物感，視機能低下を主体とする自覚症状あり

②他覚所見

- ・瞼裂部に一致した上皮障害
- ・低い涙液メニスカス

●**解説1** --

・高齢の女性にみられたドライアイと思われ，メニスカスや上皮障害の分布から涙液減少型ドライアイが疑われる。

・診断を確定するために以下の検査へと進めた。

2. ドライアイ関連の異常の有無をチェックする

考慮すべき異常としては，結膜弛緩症，MGD，SLK，LWEといったところである。
この症例では軽度の結膜弛緩症とMGDを認めた。

3. ドライアイの原因を特定する

ここでフルオレセイン染色下で所見をとる。

- ①BUT：右2秒，左1秒
- ②ブレークパターン：両眼ともline break
- ③上皮障害のスコアリング：右眼　1/2/3，左眼　3/3/3
- ④Schirmer試験I法：右眼，左眼とも1mm/5分

●**解説2**--

・検査の結果，涙液分泌減少型ドライアイとの診断が確定した。

治療の進め方はどうしますか？

1. 現在の治療内容を聞く。これまで試みた治療を聞く

結果，現在の治療は

0.3％ヒアレイン®　6×

タリビッド®眼軟膏　4×

防腐剤無添加人工涙液　適宜使用

これまで，抗菌薬点眼，NSAID点眼，ジクアス®点眼，涙点プラグを試みて無効ということであった。

●解説3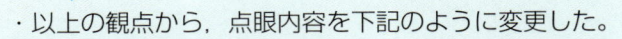

・比較的高度の涙液減少型ドライアイの治療ポイント

　①点眼はできる限り防腐剤無添加のものがよい。

　②ヒアルロン酸製剤（特に高濃度の製剤），眼軟膏は，少なくとも涙液層の安定化の観点から
　　は推奨されない。

　③抗炎症の治療を併用することが望ましい。

　④点眼無効例では上下の涙点プラグが考慮される。

　ということが挙げられる。

・この観点からいうと，0.3％ヒアレイン®，タリビッド®眼軟膏は，あまり勧められる治療で
　はないといえる。また，抗炎症治療としては，NSAIDが短期間使用されていたのみであった。
　ドライアイ治療においては，NSAIDの効果は認められないことが多く，かつ知覚低下を生じ
　させて涙液分泌を減らす可能性もある。抗炎症治療としては低濃度ステロイド点眼が望まし
　い（欧米ではシクロスポリン点眼が使用可能である）。

2. 点眼内容を変更するか。治療方針は？

・以上の観点から，点眼内容を下記のように変更した。

　防腐剤無添加人工涙液　6×

　0.1％フルメトロン®　2×

　ジクアス®　6×

　タリビッド®軟膏　就眠前　1×

・3週後再診時，充血はやや減少し，異物感もやや軽快していた。

・角膜上皮障害は下方にシフトしたがまだ一部中央にも及んでおり，結膜上皮障害には大きな
　変化はなかった。

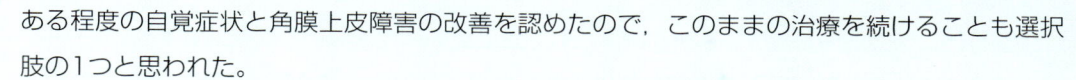

今後の治療方針は？

ある程度の自覚症状と角膜上皮障害の改善を認めたので，このままの治療を続けることも選択肢の1つと思われた。

しかし，角膜中央の上皮障害が解消しないと視機能への影響が残り，また頻回点眼の負担も考えて涙点プラグを提案した。

患者は，『前にやって効かなかった』と難色を示したが，詳しく経緯を聞いたところ，プラグの種類は不明であったが両眼とも下涙点のみに挿入，しかも1週間ほどで脱落したとのことであった。スリットランプでは涙点の変形や拡張はなく，涙道洗浄でも通過が確認されたため，パンクタルプラグF®を上下涙点に挿入した。

患者の希望によりまず右眼のみに施行したところ，上皮障害の著明な改善と異物感の消失を認めたため1週後に左眼にも施行。その後経過良好となった **IX症例3-2**。
眼脂の持続を訴えたため，防腐剤無添加の人工涙液によるウォッシュアウトを指示，その他の点眼は中止とした。

IX症例3-2 治療後のフルオレセイン染色
パンクタルプラグF®を上下涙点に挿入し，経過良好である。

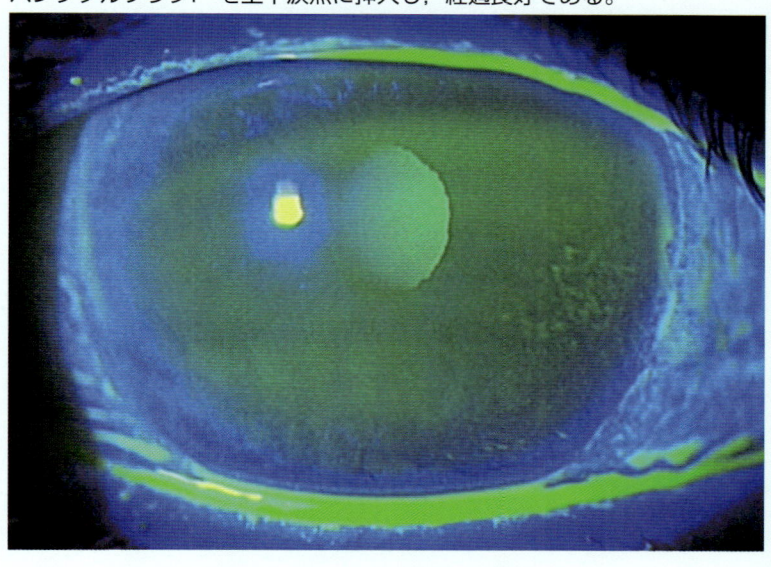

●解説4 --

- 涙点プラグは，涙液減少型ドライアイの治療の切り札である。しかしながら下記の点に注意しないと十分な治療効果が得られない。

  ①原則として上下涙点に施行する。

  ②施行前に涙道洗浄を行う。通過が確認され，涙嚢炎の所見がないことを確認する。

  ③涙点の大きさを確認する。複数のサイズをもつタイプでは，涙点径を測定して適切なサイズのものを入れる。

  ④費用と脱落の可能性について説明しておく。

- 例外はあるが，上下どちらかだけの涙点プラグの効果は少ない。上涙点プラグが有効とする報告もあるが，そういった例の多くは，結膜弛緩症などの導涙機能の低下を伴っているものと推測される。プラグの脱落を減らすには，適切なプラグの選択が重要である。涙点の変形や拡張がない症例では，フリーサイズのプラグの有効性が高い。

Message from the case

- 高度の涙液減少型ドライアイには，涙点プラグが切り札になる
- 基本は上下涙点の完全閉鎖
- 涙道通水試験，涙点観察，涙点径計測が重要

IX-症例4　ドクターショッピングの患者

70歳，女性。

主訴

何とかしてほしい。

経過

数年前から眼がうっとうしい。

何力所も眼科を回ったが改善しない。

インターネットで評判を聞いて受診した。

初診時所見

充血軽度。乳頭増殖軽度。

これまでの治療経過を詳しく聞くと，人工涙液，ヒアレイン®，ジクアス®，ムコスタ®を処方されたといって手持ちの点眼瓶を多数出してきた。

これまで受診した医師に対する不満を強く口に出す。

この後の診断の進め方は？

1. 治療抵抗性のドライアイを疑い，まずworst symptomを聞く

↓

いろいろ訴えが多くはっきりしない。

何回か聞いて，「眼を開けているのがつらい」ことのようだと判明。

2. 型のどおりフルオレセイン染色を施行

↓

角膜下方にわずかなSPKを認める。

ブレークパターンを観察すると，開瞼直後に丸い涙液層破壊を認め，その後開瞼を続けてもその部は涙液で覆われず IX症例4-1 。

Schirmer試験は両眼とも5mmであった。

IX症例4-1 治療前のフルオレセイン染色

角膜下方にわずかなSPKを認める。開瞼直後に丸い涙液層破壊を認め，その後開瞼を続けてもその部は涙液で覆われなかった。

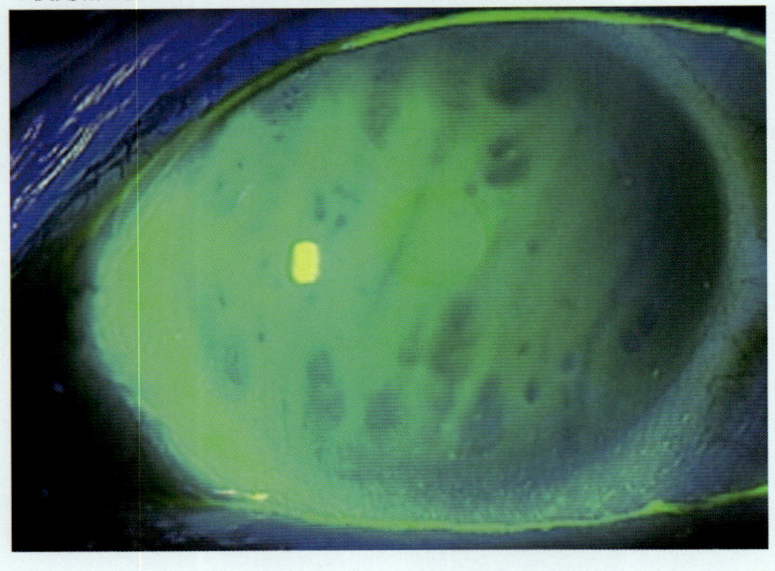

診断と治療は？

● 解説1 ---

・ブレークパターンからみて，水濡れ性低下によるドライアイが最も考えられる。

・「眼を開いているのがつらい」という訴えとも合致する。

・膜型ムチンの発現低下が病因として最も疑わしいので，ジクアス®，ムコスタ®などの点眼薬が第一選択として考えられる。

・しかしながら，これまでもこれらの点眼薬を試してよくなかったという…。

この後どのように治療方針を立てていくか？

これまでの治療経過を再度詳しく聴取

その結果，ジクアス®は「ひどくしみたので3回付けたところでやめた」，ムコスタ®は「つけた瞬間真っ白になったので怖くなってやめた」ということが判明。

再度点眼薬の効果と，点眼継続で効果がより強まることを説明。

ジクアス®1日4回から始め，次いでムコスタ®1日4回を併用。

最終的にはジクアス®を6回に増量して良好な結果が得られた。

● 解説2 ---

・ドライアイ患者のなかには，すぐに結果が得られないといわゆる「ドクターショッピング」に走るものもいる。

・特にジクアス®，ムコスタ®点眼は，従来の点眼薬に比べて使用開始直後の差し心地に違和感を覚えるものも少なくない。

・処方に当たっては，これまでにない効果が期待できることを強調しつつ，差し心地がこれまでと違うことを説明，併せて継続使用によっていっそうの効果が期待できるとことを伝えることが重要となる。

Message from the case

・長期に治療を受けている場合，治療のコンプライアンスを聞くことが重要

・点眼薬は，効果をまず強調。通院治療を続けてもらう工夫を

IX

症例別診療の進め方

IX-症例5　眼が赤くなった

70歳，男性

主訴

　眼が赤くなった。

経過

　いつも眼がくしゃくしゃしてうっとおしい。

　近医で点眼薬を処方されたがあまり改善しない。

　ときどき眼が「チクッ」として涙があふれてくる。

　今朝鏡を見たら眼が真っ赤になっていた。これまでも何回か同じようなことがあった。

　全身状態は，抗コレステロール薬内服。他は特に既往なし。

まずどこから診療を進めますか？

1. 外眼部を視診

結膜下出血を左眼耳側〜下方に認めた IX症例5-1 。

IX症例5-1 **左眼外眼部所見**
下耳側を中心に結膜下出血を認める。

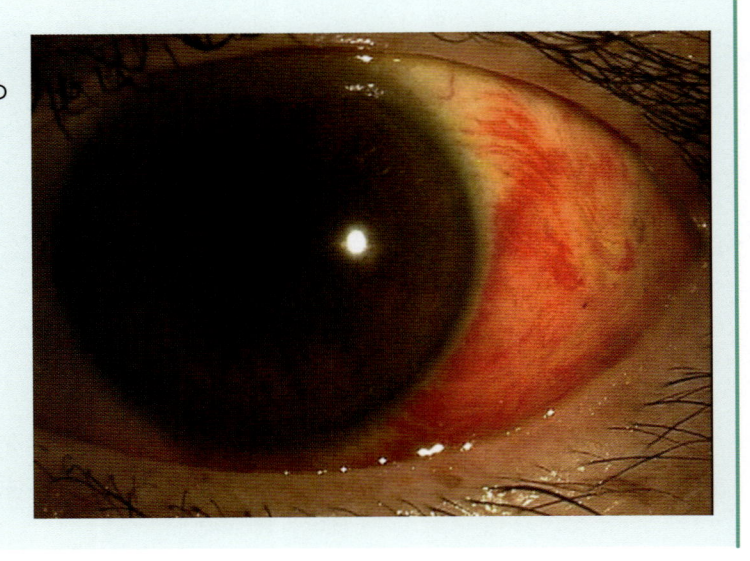

2．スリットランプで低倍率にて観察

↓

Meibom腺開口部は閉塞気味だが血管拡張はあまりない。

涙液中のデブリス多い。

フルオレセイン染色は 症例5-2 のようでメニスカス高はほぼ正常であった。

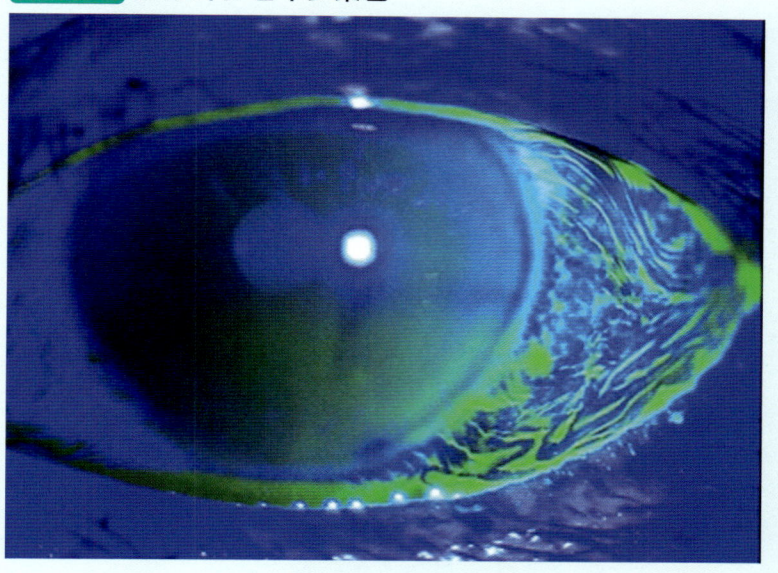

症例5-2 フルオレセイン染色

3．経過観察

結膜下出血については，特に心配がない旨説明。2週間後に再診してもらった。

↓

出血は吸収されたが，継続する眼不快感を訴えた。

これから先は，どこを中心に診察を進めますか？

1. 再度フルオレセイン染色施行

⬇️

角膜上皮障害なし。

ブレークパターンは，瞬目ごとに変わり，ときどき丸いspot break様の像がみられた Ⅸ症例5-3。ブレークパターンの観察中，瞬目後にときどき弛緩結膜が下方瞼縁に出現することを認めた Ⅸ症例5-4。そこで，あらためて「ギュッと」閉瞼してもらうと，結膜弛緩症が認められた。

Ⅸ症例5-3 2週間後のフルオレセイン染色によるブレークパターンの観察
瞬目ごとに様々なパターンが認められた。

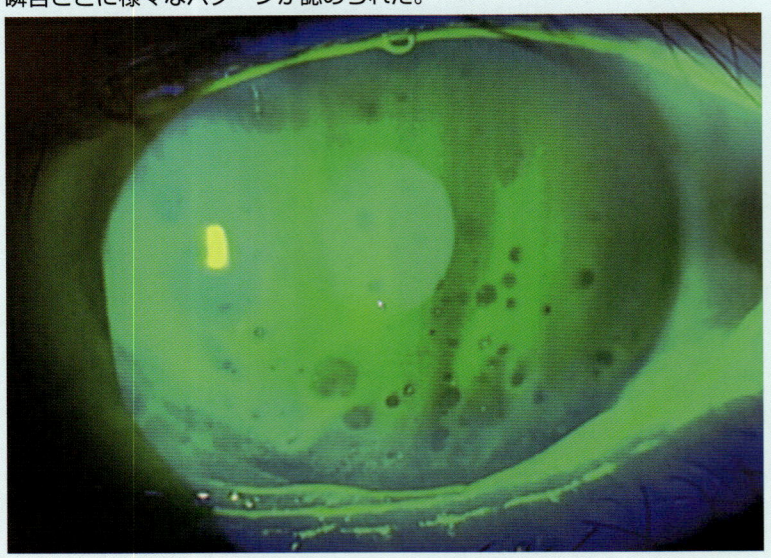

Ⅸ症例5-4 強制閉瞼試験で結膜弛緩症が認められた

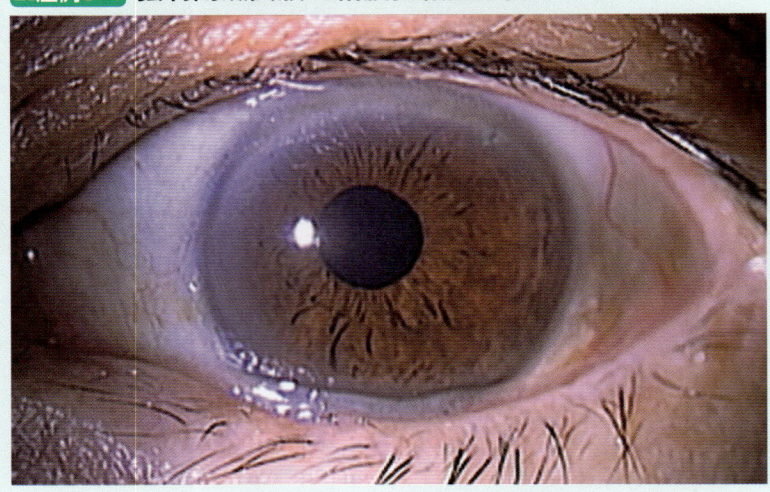

●解説1

・結膜弛緩症は，高齢者に非常に高頻度でみられる異常である。しかし，弛緩の程度と症状が一致しないことが多く，治療方針に迷うこともしばしばある。

・弛緩症による症状は大きく分けて，①摩擦によるもの，②涙液層の安定性を損なうもの，に分けられる。

・本症例は，弛緩結膜の摩擦に起因する結膜下出血と慢性の眼不快感を訴えていた例である。

・摩擦による症状は，特に結膜が結膜嚢から出たり入ったりするときに生じやすい。そのため，結膜弛緩症の初期によくみられる。また，弛緩結膜上がフルオレセイン染色陽性のときに異物感が強く出るようである **IX症例5-5** 。

IX症例5-5 弛緩結膜上でフルオレセイン染色陽性

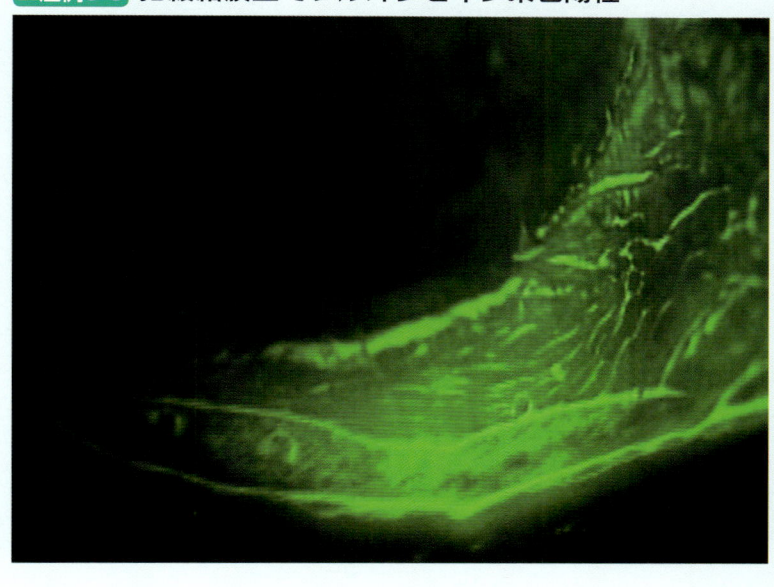

2. 治療と経過

弛緩結膜による摩擦が主な病態と考え，ムコスタ®点眼1日4回を処方した。

⬇

1カ月後，自覚症状はかなり軽快したため治療を継続した。

⬇

しかしながらその1カ月後に再度結膜下出血を生じた。
根治的治療を希望したため，結膜弛緩症の焼灼手術を施行した **Ⅸ症例5-6**。

⬇

術後，下方球結膜には軽度の瘢痕が形成され，結膜下出血の再発はなくなった。
現在もムコスタ®点眼を継続中。

Ⅸ症例5-6 結膜弛緩症の焼灼手術を施行（手術直後）

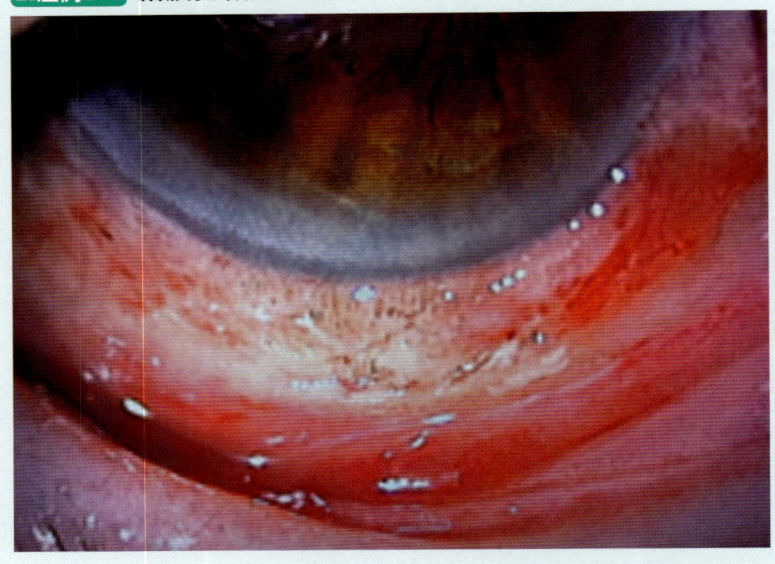

Message from the case

・結膜弛緩症は，高齢者の診察では必ず念頭に置く
・初期の場合は，強制閉瞼をして初めて発見されることも多く，そういう例のほうが症状が強い。
・結膜弛緩症は
①摩擦による異物感や結膜下出血
②異所性メニスカスによる上皮障害
がある場合が手術治療の適応

索 引

和文索引

欧文索引

読めばわかる！わかれば変わる！ ドライアイ診療

2017年10月1日　第1版第1刷発行

■著　者　島﨑　潤　しまざきじゅん

■発行者　鳥羽清治

■発行所　株式会社メジカルビュー社
　　　　　〒162-0845 東京都新宿区市谷本村町2-30
　　　　　電話　03(5228)2050(代表)
　　　　　ホームページ http://www.medicalview.co.jp/

　　　　　営業部　FAX 03(5228)2059
　　　　　　　　　E-mail eigyo@medicalview.co.jp

　　　　　編集部　FAX 03(5228)2062
　　　　　　　　　E-mail ed@medicalview.co.jp

■印刷所　シナノ印刷株式会社

ISBN978-4-7583-1632-3 C3047

©MEDICAL VIEW, 2017. Printed in Japan